人体自我修复密码

我们是如何维持健康的

[德] 托比亚斯·埃施 著　　梁丹丹 译

DER SELBST HEILUNGS CODE

Die Neurobiologie von Gesundheit und Zufriedenheit

人民卫生出版社
·北京·

图书在版编目（CIP）数据

人体自我修复密码 ：我们是如何维持健康的 /（德）托比亚斯 · 埃施（Tobias Esch）著 ；梁丹丹译. -- 北京 ：人民卫生出版社，2026. 1

ISBN 978-7-117-35794-4

Ⅰ. ①人… Ⅱ. ①托… ②梁… Ⅲ. ①健康—基本知识 Ⅳ. ①R161

中国国家版本馆 CIP 数据核字（2024）第 040836 号

人体自我修复密码：我们是如何维持健康的
Renti Ziwo Xiufu Mima: Women shi Ruhe Weichi Jiankang de

原　著	[德] 托比亚斯 · 埃施
译　者	梁丹丹
策划编辑	于　捷
责任编辑	于　捷
书籍设计	尹　岩　梧桐影
出版发行	人民卫生出版社（中继线 010-59780011）
地　址	北京市朝阳区潘家园南里 19 号
邮　编	100021
E - mail	pmph @ pmph.com
购书热线	010-59787592　010-59787584　010-65264830
印　刷	北京顶佳世纪印刷有限公司
经　销	新华书店
开　本	880 × 1230　1/32　印张：9
字　数	202 千字
版　次	2026 年 1 月第 1 版
印　次	2026 年 1 月第 1 次印刷
标准书号	ISBN 978-7-117-35794-4
定　价	68.00 元

打击盗版举报电话	010-59787491	E- mail	WQ @ pmph.com
质量问题联系电话	010-59787234	E- mail	zhiliang @ pmph.com
数字融合服务电话	4001118166	E- mail	zengzhi @ pmph.com

献给玛伦、

卡亚和本

求善果，必先行。

——埃里希·凯斯特纳[1]

1 埃里希·凯斯特纳（Erich Kästner），1899 年 2 月 23 日生于德累斯顿，1974 年 7 月 29 日卒于慕尼黑，德国现代文学家，著名儿童文学作家、小说家、剧作家、编剧，1960 年获“国际安徒生奖”，代表作有《埃米尔擒贼记》《两个小洛特》《飞翔的教室》等。

序

在我所认识的人中，托比亚斯·埃施堪称医疗保健领域最好的医生、科学家和前瞻者之一。本书的出版让我颇为欣喜，因为它给读者提供了一个兼具实用性和可行性的、通俗易懂的视角，鼓励人们去了解“自我修复”这一现象。在阅读本书的过程中，您会认知到，如何在身体和精神方面去好好照顾自己，还会了解到，将身体和精神完全分开看待是不甚合理的。

多年以来，托比亚斯·埃施致力于研究冥想、大脑和健康生活之间的关联，始终保持着对神经生物学和哲学的关注。作为一名拥有前瞻视野的学者，他满怀热忱，将心理学、神经生物学和整体医学的研究成果引入医疗实践领域，使其影响人类的大脑和心灵。同时，作为一名科学家，他不会宣称那些无法经过研究确证的结论。在哈佛大学工作多年后，托比亚斯在维滕/黑尔德克大学[1]筹建综合健康研究中心，以便将这本书中的核心思想落地于实践，将其融入日常护理中，甚至转化为医学处方！通过推动“开放病历项目（Open Notes）”，他尝试确保患者可以更加透明地了解到相

1 维滕/黑尔德克大学（Universität Witten/Herdecke），德国顶尖私立大学，始建于1982年，坐落于德国北威州鲁尔区中心的维滕小镇，也是德国第一所私立大学。

关研究成果，并且实质性地参与到后续的治疗过程当中。

这本关于自我修复的书适合推荐给所有人，无论您是正面临健康问题，需要医学干预，或者您本身就是医疗工作从业者。这本书仿佛一个蕴藏大量健康理念的宝库，教大家通过训练获得幸福感和满足感。当下需要的是一种真正的范式转变，要跳脱出以缺陷为导向的修复模式，这种模式只关注成本和目标。应当转向一种对健康和自我修复的理解：日常生活中的思想、感受和行为中孕育着健康，蕴藏着自我修复的源泉。当然还包括我们和身边人的人际关系，因为幸福感并非“独来独往”，而是与这些因素息息相关。自我修复也同样存在于人际交往之中，通过彼此的互动得以实现。

拥有满足感的人越多，人类整体就会越幸福。满足感，并非只能通过就医、治疗或服药才能获得，也不需要过度消耗资源或增加环境负担。用诙谐幽默的卡巴莱[1]话术来说就是：资本主义意味着，你用兜里并没有的钱去买了一大堆压根儿不需要的东西，最终讨好了那些你不喜欢的人。

这种体系背后的驱动力聚焦于外部增长，却忽视了内部增长，本质是永恒的不满足状态，以及精神层面上用物质永远无法满足的饥饿感。这种病态的游戏已经把人类和地球带入极限状态，想要摆脱这种游戏就要扪心自问：我们真正需要什么？什么才是生命中最重要的？如果我们把爱、良好的人际关系和幸福放在优先位置上，又会对自己和生活产生什么影响？本书中的观点，让您既能增加生命的长度，也能拓展生命的宽度，同时还能进行一次“断舍离”。

---

1 卡巴莱（Cabaret）是一种起源于 18 世纪法国的歌厅式音乐剧，表演形式融合了音乐、舞蹈、戏剧，甚至魔术和单口相声，演绎方式简单而直接，在欧洲十分盛行。

阅读完这本关于自我修复的书，您就会了解到个人健康与群体是密不可分的。托比亚斯·埃施也没有遗漏我们所处的时代中这个令人不太愉快的真相：我们所生活的世界并非一种“疗愈环境”。虽然德国的情况远远好于世界上一些其他地方，但即使如此，健康问题也挥之不去，更无法简单地通过服药或冥想来解决。任何在孩提时代就处于贫困生活状态的人，都有更高的罹患多种疾病的风险，其预期寿命也更短。而且在所有社会阶层中，健康知识的获取是极其不均衡的，这也是我对作者充满欣赏的原因，他撰写了一本每个人都能理解并可以将其学之所用的书。

遇到托比亚斯·埃施，于我而言是一件“幸事”。在本人的“幽默助力康复基金会（Stifutung HUMOR HILFT HEILEN）”所支持的项目中，我们对处于压力状态的客服同事进行了在线幸福训练，并且对该训练的有效性展开分析研究。相应的研究结果已经发表在国际专业期刊上，展示了积极心理学是如何在生活中实践的。托比亚斯·埃施给我撰写专著《奇迹创造奇迹》（*Wunder wirken Wunder*）带来了灵感，并确保该书在科学上与时俱进。他始终专注并深耕自己的事业，有他作为人生好友，我深感荣幸。在他看来，自我修复与良好治疗的议题尤为重要，这会让他忘却周边的环境、沉浸其中。对此，我深有体会。

在去年的狂欢节派对上，本书作者的扮相几乎让人认不出来，他的穿着非常滑稽，头顶黑色假发，挂着粗粗的金链子，戴着深色的太阳镜。后来我们巧遇了一位著名的健康专家，就喝着科隆啤酒，热烈地讨论起开放式医患沟通和高水平自我修复的潜力。直到半小时后，我们才意识到这场面实在有些荒唐，托比亚斯才摘下了墨镜。随后大家又继续投入狂欢庆祝中——因为生活尽“兴”，人才会尽“幸”。

我祝愿读者们在自我修复的过程中感到快乐、幸福。事实上，这种自我修复总是始于我们放下对自我的过度关注。更多的内容我就不在这里“剧透”了，由您自己去探索吧！

健康的钥匙正握在您的手中呢！

谨致诚挚的问候！

埃卡特·冯·赫希豪森[1]

1　埃卡特·冯·赫希豪森（Eckart von Hirschhausen）博士，德国知名主持人、作家。

引言

热身环节

首先，我恐怕先要让大家“失望”一下——嗯，我知道，这是一种好的开始方式！事实上，我想避免任何形式的欺骗或错误的期待，因为这些欺骗或期待迟早会带来挫败感。从自我修复的视角来看，这样做也无益于健康。这就是为什么我要开门见山地指出，有哪些事情是这本书无法实现的。

如果《人体自我修复密码》让您联想到神秘或深奥的知识，那么您恐怕就弄错了，这并不是一本适合阴谋论爱好者的惊悚小说。如果您希望通过阅读找到包治百病的灵丹妙药，那恐怕也只能空手而归了。自我修复能力也是有限的，这就是为什么我不能向您承诺任何奇迹发生。即便世界上真的有能被称为奇迹之事，那么毋宁说人的身体（以及其中的精神）才是奇迹。换言之，奇迹其实久居于您的身体中。但是这与灵药没什么关系，这一点我们在后文中也会谈到。其实，当我们再次接纳存在于身体内的事物，“感知”它并相信自己能再次痊愈时，或许就是奇迹发生的时刻。

本书不是经典的医疗指南，更不是能够有针对性地查阅病症的医学百科全书。这本书也不能替代医师和 / 或治疗师的治疗，以及身边人的支持，在此我要明确强调这一点。

人体的自我修复没有那种只要简单遵循就可以获取完美结果的指导手册。毕竟，人不是机器。生命始终处于变化和发展的过程之中，因此没有现成的药方，没有可以保证的承诺，没有刻在石头上的智慧，当然也没有“一键可达”的健康。

那么，您可以期待从书中获得什么呢？“密码”背后隐藏的是一种基本认知，有助于重新激活或增强自我修复能力。因此首先，我想从宏观着眼，在讨论自我修复这个话题之前，需要基本定位——我想向您指明方向，或帮助您自己找到方向。请把这本书当作一把钥匙，用它去打开一座美丽宽敞的庄园，在里面自由活动，同时您也要去维护这座庄园。

健康是多样化的，如同人类自身一样

人体自我修复是一种极其复杂的现象，我们所做的研究还远远不能完全解释这种现象。然而，正是这种复杂性，最终为我们所有人提供了对自身健康产生积极影响的不同出发点。我们也并不一定要去了解所有细枝末节，自我修复与智商的关系不大，更多地与一种可以被称为“心身智慧”的东西有关。随着阅读过程的推进，您自然会有更清晰的认识。

对我而言，最重要的是选择通俗易懂的方式去传递信息，让读者了解自我修复的关联内容及其运行方式。因为从患者的视角来看，知识不应该仅仅掌握在专家学者手中。我认为核心问题是：用知识、理解和信任来替代听任摆布的无助感。健康的医患关系也起着决定性作用，健康是多元化的，如同人类自身一样。

除基本介绍以外，您还将找到建议、练习和启发，为自己的健康和满足感来具体做些事情，在“知新”的同时“温

自我修复可以非常好玩儿

故”，并将这种思维融入日常生活（参见第五章）。这本书还提供了可以随时启用的“工具箱”，将您的“健康庄园”维护在良好状态。在这个过程中，我的建议是保持一定的秩序感，确保获得整体观。从书中选择最适合您的个性化方法，尽管去尝试吧！而且更重要的是，去体验自我效能感，去感知并体验自己的资源与潜能。最后还要补充一个重要信息：自我修复可以非常好玩儿！

以下是您在本书中会读到的若干关键词：正念和冥想；动机、奖励和行为；生活方式、放松、运动和营养；社会关系、利他主义和社群；自我保健、药物和医疗干预；心态、乐观主义和积极心理学；接纳、感恩、信任、意义和期待；仪式、灵性和信仰。还有一些其他的概念，如心理一致感与存在感、有益原则与安慰剂、心流与复原力等；神经可塑性、γ 波、多巴胺、肾上腺素、皮质醇、催产素、内源性阿片样物质、一氧化氮或边缘系统，特别是杏仁核与海马，等等。此外，您还将了解到幸运泰迪熊与自我修复的关系，以及我们自己和身心健康要稳坐在“三腿凳”之上。

我很想了解，您现在有着怎样的内心世界呢？前文列举的这些关键词会对您内心产生何种启发，哪些又让您的内心有所触动？感觉如何？哪些期待能引起您的共鸣呢？

我特意尽可能客观、专业地描述人体自我修复的另一个关键方面：（于我而言的）情形列举和（于您而言的）个人感知之间的区别，也就是客观描述和主观效果之间的差异。您的个人感知、感情、思想和内心图景是独一无二的，您的“内在医生”也同样是个性化的，而我们的自愈能力亦是如此。

您已经注意到，自我修复并非单一维度，而是身体和心灵的交织，在一个持续的过程中相互产生影响。就其本质而言，在一本书中描绘这种永恒的动态过程，一行一行，从左到右，从上到下，从前到后，是不可能实现的。您当然可以跳过个别段落或整个章节，或随心所欲地打乱章节的顺序去阅读，甚至您也可以说书的主题和内容有鲜明的对比和反差。我们的身体、精神、大脑，这一切的运转既不是线性的，也不是静态的，自我修复如此，健康和满足感亦是如此。

每个人都拥有自我修复的能力

通常来说，我们都拥有大致相同的“生物硬件”，即都拥有一个身体，有着相同的功能、调节系统，以及相同生物学原理，遵循着身体和精神的发育规律。对每个人而言，这意味着几乎无限的神经生物学潜能。有些事情是先天注定的，有些事情是后天才形成的——有些事情类似遗传基因的“默认设置”或“基本配置”；而有些东西则是在社会化过程中形成的，如家庭、职业、社会环境，还有我们的文化背景。其实，还有一些事情可以掌握在自己手中。这是个好消息！请别问掌握在自己手中这部分的占比，究竟是精确到40%呢，还是少一点或多一些。这就像我们的指纹一样，因人而异，在我看来，很难给出一个适用于所有人的概括性数值。鉴于上述内容的复杂性，彼此重叠之处远远多于界限清晰的地方，准确的数值也并非决定性的。重要的是要认识到，无论年龄大小，也无论健康状况，我们每个人都能够掌握自我修复的能力，还能够提升并运用这种能力。原则上，适用于内心疗愈的方法也同样会带来“幸福感”，或者说提升我们的生活满足感，这在后文中会进一步展开讨论。

上面提及的修复能力，总是被医生和患者低估了。换句话说，虽然永远无法对完全治愈疾病“打包票”，但在我们生命的每一个阶段，确实都有机会对自己的健康和满足感产生积极影响。这是绝佳的机会，我们应该把握！

行文至此，或许您对可以期待在书中读到哪些内容已经有了大致印象，但还要补充一点，就是引领您走进本书的人又是谁？那么，就要先介绍一下我自己。在学医之前，我曾在癌症病房从事过两年护理助手的工作，那时有两件事格外引起我的注意。一方面，医学可以解决诸多问题，但并不总能关注人们原本的需求。医学上的限值、治疗标准和标准化治疗方法，往往优先于患者对自身健康的真切需求。另一方面，从那时起我就萌生了一个问题，一个贯穿我整个职业生涯的问题：在同样面对健康问题和/或个人危机时，为什么有些人会比其他人应对得更好？

正是以此为出发点，在维滕/黑尔德克大学完成人类医学学业之后，我开启了我的职业生涯：在埃森的自然疗法和整体医学诊所跟随古斯塔夫·多博斯教授工作。最近，我最初的疑问又多了一点：当患者被作为完整的人置于医疗保健的中心位置时，会发生什么呢？将患者视为完整的人，处于医疗保健的核心，给他们更多的信任和期待，使他们更多地参与并发挥积极作用，赋予他们更多“权利”的同时也转移更多的“义务”，如此，又会带来什么变化呢？

怀揣着对更多答案的好奇心，我来到美国哈佛大学学习心身医学，并且在那里得以与这门学科的先驱赫伯特·本森[1]教授共事，之后在纽约州立大学从事神经科学领域的研

1 赫伯特·本森（Herbert Benson），医学博士、心脏病学家，毕业于哈佛医学院，后任哈佛医学院教授，心身医学研究所的创始者。

究。与此同时，我还结识了乔恩·卡巴金[1]教授，他将“正念减压”项目从马萨诸塞州传播到世界各地，对我的工作产生了深远影响：自1994年留学时与他初次结识起，我始终满怀欣赏地关注着他的专业影响力，并有幸与他多次会面。

后来，我又在纽约州立大学和哈佛大学担任访问学者、客座讲师，以及客座教授。在最初回到德国后，我先从事全科医生和家庭医生的工作，此外专攻自然疗法，并在柏林夏里特医院致力于医患沟通和压力管理等课题的研究。然后，我有机会在科堡应用技术大学建设并领导德国第一个综合健康促进学位课程，并活跃于健康职业教育领域。最后，在围着地球转了一大圈儿之后，我又回到了维滕/黑尔德克大学，现任综合保健和健康促进专业方向的教授。

要做到方方面面的“以人为本”

简洁概括就是：25年以来，作为执业医师和研究者，始终吸引并推动我的“初心”，在于尝试将现代医学（我们所熟悉的主流医学）和欧洲视角下的自然疗法，与美国的“补充医学”理念相结合。来自世界其他地区和文化的影响，尤其是来自亚洲的影响也意义斐然，在论及自我修复这个主题时，完全可以说存在一种全球性的研究路径。有必要强调的是，我所采纳的是一种更为广阔的视角，而非提出一种另类的或相反的“替代性”方案。只要能够促进全面的医疗保健，能够助益人们的“健康福祉”，并且做到方方面面的“以人为本”，那么所有的研究路径就都有得以立足的根基，也

1 乔恩·卡巴金（Jon Kabat-Zinn），正念减压疗法创始人，美国麻省理工学院医学院荣誉医学博士、麻省大学医学院荣誉退休医学教授。1979年，卡巴金设计了“正念减压”课程，协助病人应用正念减压疗法处理压力、疼痛和疾病。

应获得一席之地。通过多年深耕自己的领域，我坚信采用综合疗法可以比单一学科方法获得的效果更佳。就像管弦乐队所呈现的舞台效果要比独奏乐器更令人震撼，而不会使某个乐器演奏显得孤零零的，或埋没了个人参与掌控的意义。

因此，多年以来我一直从研究者和执业医师的双重视角，让各种方法能够熟稔于心，同时也可以说在一定程度上以“患者”的身份来认知这些方法。例如，我一直坚持晨起冥想、每周习练瑜伽，这发生在一名“现代医学”的医生、学者身上让许多人瞠目结舌，而您可以在涉及冥想和锻炼的章节中找到答案。

此外，我还想给大家提供一些科学视角，尤其是神经生物学的知识。我们的大脑——整个交响乐团的指挥，给人类带来越来越多的启发性，知识在持续地更新迭代，而我所讲述的也仅仅是发展过程中的一个阶段而已。一些读者朋友或许已经有所了解，而对于其他读者朋友可能是全新的知识。有些读者和患者会容易信赖自己的医生或治疗师，而有些人则会持怀疑态度，需要更多的“确凿”证据才能使其充分信服。无论您属于前者还是后者，都会找到更加“因人制宜”的方案。

在撰写本书的过程中，我始终将乔恩·卡巴金的一条建议牢记于心：“大道至简，但‘浅出’的同时也要不失‘深入’！”我希望自己真正做到了“深入浅出”。尽管我在本书中使用的表述会比日常工作中更加浅显易懂，但也难免遗留个别晦涩难懂之处，无论如何，我都会努力坚守科学严谨的“初心”。那么，自然并非每一个观点听起来都是那般令人恍然大悟或茅塞顿开，但于我而言这也是要

自我修复呈现出复杂性，而不是魔法师的法术

传达的重要部分：自我修复呈现出复杂性，而不是魔法师施的法术。我们不必通过经年累月地专业学习才能从中受益，在很多助益健康的事情上，重要的是熟能生巧的练习，正所谓实践出真知，有专业人士的助力会达到事半功倍的效果。自我修复，是我们每个人都会经历的自然而然发生的过程，即使我们对其毫无意识。我们的行为是凭直觉去完成的，例如在感冒时喝一杯热茶并早些睡觉休息。但是，在压力较大的阶段，这种纯粹的直觉会让我们愈发对自己失去信心。这也是《人体自我修复密码》的重要性所在，充分了解就完全可以有意识地提升我们的自我修复能力——这也是我会不断重复的一点。大家一定要再次充满信心！

行文至此，我们仅仅解释了拼图中的几块，整体图景正在不可阻挡地持续发展聚合。事先铺垫一点：可以越发清晰地断定的是，许多疾病都与调节功能失调或自我修复能力被压制有关。比如，经常发生在慢性疾病患者身上的情况有：背痛、高血压、心血管疾病、头痛、关节炎、炎症性肠病、睡眠障碍、糖尿病、过敏、某些类型的癌症，等等。但是，还是要强调：请不要将本书中包含的解释与建议简单地视为对抗癌症和其他复杂疾病的“药方”，而是要将那些对您重要的内容融入您自己的健康策略之中，包括疾病预防，以及选择适合自己的健康生活方式，不要非此即彼地删减，而是要“兼收并蓄”。这种路径被我们称为“整体医学”。

已得到科学证明的是，我们不仅可以利用自身的修复能力来减轻症状或治愈疾病，还可以利用其来促进健康。换句话说，无论健康状况如何，都可以利用自愈力来促进健康，以收获更多的幸福与满足。而且，自我修复随时随刻都在发生！这适用于任何人生阶段，不仅有助于身心健康，而且关注自己以及自身的修复能力是很有意义的明智之举。

在进入正题之前，我还想最后谈一谈涉及科学研究的基本陈述：为了从 A 点出发并最终抵达 B 点，没有必要去重新发明车轮，通常来说这也是科研无法实现的。科学只能去证实、证明和确认已有的东西，或在必要时去驳斥错误的假设。然而，这并不意味着科学毫无价值，因为借助科学的力量才可以确保不断加深对事物的理解，从而在某一时刻让我们的生活变得更美好、更轻松，最好还能更加幸福。当然，这一切都是纸上谈兵，因为生活的路是要我们自己走的，尤其是在遭遇挫折时。在顺风顺水的日子里，科学或医学的进步对我们来说或许无关紧要，或许这是另一种有意义的自我调节，这种自我调节并无研究的必要，但也是一个重要的概念，会在后文中再次讨论。

另一方面，科学可能被滥用，科学发现本身未必会带来裨益，若一味地盲目前进，却欠缺伦理道德的指引，甚至会让发展加速滑向不幸与痛苦的深渊。历史经验也反复证明了这一点。尽管如此，我仍然对研究及医学事业充满笃信，也经常切身体验到，知识、进步、解释和理性认知是一种福泽，无论对医生、治疗师、其他医疗专业人员还是患者而言，均是如此。当我们落伍了，前路困难重重、跌跌撞撞，或许就需要询问建议，向外界寻求专业帮助，甚至是灵感，从而再次回归正轨。

今天，我们不再像弗雷德·弗林特斯通[1]那样，坐着脚踏石车歪歪扭扭地穿过峡谷，即使车轮的原理依然如故。今

1　弗雷德·弗林特斯通（Fred Feuerstein），动画片《摩登原始人》的主角。

我们的目标是成为一个有能力的参与者

天印刷书籍的印刷机也与约翰内斯·古腾堡[1]时代的有所不同，或许您正在读的这几行文字是以电子方式呈现的。《人体自我修复密码》还涉及基本的生物学原理，这些原理都与身体和心灵相关联，无论未来发生什么，我们都可以用其来促进自身健康。如果描述我们所期待实现的目标，那么就是成为一个有能力的患者，动用自身的资源和潜能，从单纯的被治疗者转变为治疗的参与者。从这个意义上说，本书可以被视为一份邀请函，向您发出自我发现之旅的邀约。在结束了令人稍微"失望"的开头之后，现在可以将我对这个话题的全部热忱与您分享了。

现在，就让我们开启这段旅程吧……

1 约翰内斯·古腾堡（Johannes Gutenberg），德国发明家，15 世纪发明活字印刷机。

目录

第一章

自我修复与压力——一对不匹配的组合

让我们从一个“普通”的早晨开始这段旅程。闹钟无情地吵醒了您，和往常一样，时间太早了，但也没有办法：必须起床了。最好不要有片刻耽搁，别再启动诱人的“稍后提醒”模式，几分钟后再起床就难上加难了。

也许您还需要叫醒赖床的孩子们，要有动力让自己和孩子们都尽快进入状态。早餐只能匆匆忙忙地赶着吃完，时不时还要瞄一眼时间，以免出门太迟。保险起见，必须再次确认一天中最重要的安排。比如“谁来接孩子们放学，再送他们去足球场参加训练？我必须在什么时间离开办公室去奶奶家，按照上周的约定帮家里修剪草坪？其间是否还能抽出时间去超市采购呢？还是只能等到回家路上顺便去超市？接下来几天吃什么？天哪！今天下午还要和会计部的同事开会，我要准备些什么呢？”

在送孩子去学校的路上，或者自己去上班的路上，您正处于一座压力大山之下：道路交通，被称为“车轮上的压力”。几乎没有哪个场景会像行驶在路上那样，愤怒、攻击性几乎一触即发，还要承受额外的噪声，呼吸汽车的尾气，堵在路上浪费宝贵的时间，让人有一种无力感。

您可以很好地利用办公室里的工作时间，截止日期之下的压力和工作强度早已经习以为常，不再算是个话题。对此，您偶尔会在周刊上读到一篇有趣的文章。比如讨论“karoshi”，日语中的意思是“过劳死”，这种现象曾在20世纪80年代的日本职场频繁出现，以至于有了一个专门的词来指称这种现象。一直工作而引发猝死，导致猝死的源头往往是压力增加引起的心肌梗死和脑卒中，所幸在德国这种情形并不多见。然而，许多人都曾经体会过下班后仍然要随时待命，继续回复工作邮件，以及看不到尽头的工作时间。

这会引出另一个重要问题：上一次老板表扬我的工作成绩或给予任何形式的认可，是什么时候的事？而就在您回想到具体的那一幕之前，显示屏上就弹出了与会计部同事开会的提醒。利索地收拾好文件就出发了，希望利用走到走廊尽头的几步路，稍微缓解一下久坐带来的腰酸背痛。

在短短几年内，出现了一种新型压力，而且似乎已经为大多数人司空见惯了，那就是持续的注意力不集中。智能手机、平板电脑、计算机这些“大规模分心武器”——每天从早到晚影响，甚至决定着我们的日常生活，甚至侵扰了我们曾经的“安眠”。坦率地说，我们中的许多人很少能踏踏实实睡个好觉。即使终于能安然入眠，闹钟也早已蓄势待发，即将打破清晨的宁静了。就算到了周末，也通常会安排好几个会面。一切事项都井井有条地安排在时间表上，然而，唯独缺少了一种节奏——属于您自己的节奏。所有的电子助手实际上应该提供支持并减轻负担，然而却只是起到一个加速器的作用，让满满当当的待办事项更加紧锣密鼓，吞噬着更多的注意力、时间和精力。

这里缺少的是您自己的节奏

所幸在能量格彻底耗空之前，下班时间到了。匆匆忙忙地穿过超市，又从足球训练场接走了小家伙，在路上给奶奶打个电话，推迟到明天再去看她。这周几乎找不到时间参加跑团的小组训练，也不知道时间都偷偷跑到哪儿去了。运动只能安排在周末了，稍稍放松下紧绷的脖颈和后背，就更不用说腰腹的“游泳圈”了。路上的交通又是一塌糊涂，还好很快就找到了停车位。回到家里，餐桌上的晚餐是即兴拼凑的（要是提前写好一份购物清单就好了！），重要的是大家围坐一桌——虽然在用餐过程中很难不碰手机，但还是努力克制，更别提收音机还播放着背景音乐。

夜深人静时，筋疲力尽的感觉袭来。此时与友善邻居的会面让人感到疲乏，没有办法，只能怀着愧疚的心情取消会面了。作为对愧疚的“补偿”，给自己斟满了一大杯红酒，味道太好了，于是就又喝了第二杯。从无数犯罪惊悚片中选了一部来看，却并不关注屏幕上的动画，而是在用 WhatsApp 发信息，再刷刷新闻（“布拉德 · 皮特和安吉丽娜 · 朱莉分手了！”），下意识伸手抓几片薯片——当作是对又度过一天的犒劳吧！无论是成功、满足、幸福，或是任何其他的情绪，此刻都不太在乎了。有时，在一段格外紧张的时光过后，“最后一杯”之后还有“最后一杯”，即便知道，第二天闹钟会无情地照常响起。这才刚星期一呢，长长的一周已然来临。

上面的这些日常场景对您来说是否十分熟悉呢？或者我描述的正好就是您的生活？或许我应该更准确地说出我的问题，我感兴趣的不是此刻您身在何处，在家里的沙发上，还是在加勒比海度假的吊床上，又或是在拥挤的火车上赶去赴约。我更想了解的是：在您的生活中，我们会在哪里相遇？尤其关心的是：此时的您是否一切都好呢？

您过得好吗

您是否刚刚成家立业？是否在职业赛道上充满活力地超车？是否在为未来退休做着准备？是否正充满活力和健康？又是否正在经历病痛的折磨与烦恼的干扰呢？这种状况是否长期存在或反复出现？您是否正处于与中年危机、职业倦怠，甚至抑郁症的抗争之中？是否患有一种或多种我在前言中提到的或是前文场景中出现的慢性疾病？或者，您是否确诊了重大疾病呢？

生命始终处于变化之中，健康状况也并非固定不变，每个人都经历过这些。健康，更多描述的是我们的身体面对影响、时间和变化，做出灵活反应的能力。生活会给我们带来惊喜、幸福的时刻，以及烦躁、干扰和突如其来的不幸打击。健康有客观的、可测量的部分，同时也有主观因素。

许多读者可能对下面这句话不陌生：只要我们是健康的，自我修复就并不重要——无论我们是否对此有意识，自我修复机制都在运行，只有当身体状态更多地偏向疾病的方向，正在经历着生理和 / 或心理危机时，往往会对最简单的关联性视而不见。我们的内心和身体都陷入了一种不平衡状态，丧失了原本的节奏，步履蹒跚，跌跌撞撞，甚至跌倒在地，无法继续前行。其实原本可以更早地就寻求医生、朋友和家人的支持，然而我们却忽视了这些警告或完全曲解了这些信号。

自我修复并不意味着一切都要自己面对

自我修复并不意味着一切都要自己面对——即使很多事情都可以自己完成。自我修复不过是一种在进化过程中被证实相当成功的生物学原理，是一个几乎自动运行的适应过程，因此在科学上被称为自主调节，可以简单表达为：健康是可以自我调节的。从这个意义上说，我们的身体实际上呈现出健康发展的趋势，根源在于身体处于一种渴求生存的状态。这就意味着，我们的身体通常会竭尽全力去达到一种健康的（有生存能力的）平衡状态，在必要时就会开启自我修复。

通常情况下，只要没有遭受有意识或无意识的破坏，我们的身体都能做到自我修复。那么我还想再询问您同样的问题：生活中的您正处于一个什么样的状态呢？

或许，您的日常生活与我所描述的完全不同。希望正是如此！尽管如此，大多数人都曾亲身经历过其中的某个场景，或是非常类似的情形。有时，我们能保持愉悦的情绪，很好地掌控自己的日常生活；而有时，我们则会感到力不从心。就像前文所描述的场景那样，不同的事项接踵而至，我们大多数人会称之为“压力”！

压力和自我修复之间究竟存在什么关联呢？

简单地说就是：“压力”是身体自我修复的最大入侵者之一，就像是自我修复的“天敌”。不久前，世界卫生组织（World Health Organization，WHO）将压力及其相关因素列为 21 世纪最大的致病原因之一。事实上，严重和 / 或持续压力的负面影响是巨大的。这种现象波及各个社会阶层，渗透所有的职业群体。不同于其他的疾病或健康关联因素（所谓的健康决定因素），受到压力影响的人并不主要是社会弱势群体。另一为人所熟知的方面是，失业或对失业的恐惧感也会造成巨大压力。压力具有复杂性，其描述了一个古老的生物学原理，一个基本的（在这个意义上又是相当简单的）生存原则。压力绝非人类独有，即使是非常简单的生物也有类似压力的生存机制。

从现代科学和医学的角度来看，压力现象和其对人类

（及其健康）的影响仍是前沿研究的主题。被反复热议的是，现代社会的压力是否增加了？或许只是人们对压力的敏感度提升了？抑或是测量方法更加“精细化”了？压力是否是一种时尚现象？当然也可以这么说。然而，对于那些饱受压力之苦的人，对于那些因为倦怠、焦虑而偏离正常生活轨道的人，这些研究结果并不会让他们的日子好过一些。长期研究和大规模群体比较研究表明，受试者的注意力持续时间在过去的几十年里显著下降。在过去的一个世纪里，工业化国家的平均睡眠时间缩短了一小时，然而在同一时期，我们的生物结构几乎没有改变。其所带来的后果是我们必须思考应对的。

为了理解自我修复这种复杂现象，最简单的方法莫过于找到它的对应物。究其根源，我们会在这本书中不断面对两个或许听起来十分老套的观点，然而却表达了真理：凡事有利必有弊。套用帕拉塞尔苏斯[1]的话来说就是：剂量决定毒性。要探讨自我修复这个话题，就要先来了解一下：压力究竟是什么？压力是如何被引起的？持续性的压力可能造成哪些后果？从我们的心理压力、精神压力，到大脑某些区域的激活，甚至进入我们的基因，导致 DNA 被重新编码，压力对身体产生多重影响。最后我们还会详细聊聊如何在日常生活中管理压力，给健康和幸福“做加法”。各位读者已经非常清楚地了解到：您需要去守护自己的健康！

您需要去守护自己的健康

1 帕拉塞尔苏斯（Paracelsus，1493—1541 年），实名菲利普斯·特奥弗拉斯图斯·奥里欧勒斯·博姆巴斯特·冯·霍恩海姆（Philippus Theophrastus Aureolus Bombast von Hohenheim），文艺复兴时期的瑞士科学家、医生和炼金术士，被称为“毒理学之父”。

压力是什么？首先要回答，压力不是什么

对压力问题的关注，有着充分的理由，甚至糟糕的理由也可列举出不少。原因在于，压力是一把双刃剑，会同时给个人和社会带来危害。“慢性心理社会压力”是指我们长期相互施加压力，或向自我施加压力，会引发许多健康问题：最为突出的有心血管疾病，如冠心病及高血压；不仅如此，压力还与炎症性疾病有关，例如关节炎或慢性肠炎；也是引发睡眠问题、头痛和背痛的导火索。压力还可能导致性欲下降和/或性功能障碍，还与成瘾性（如酒精、尼古丁，甚至更强效物质的成瘾）、过敏和皮肤疾病密切相关。更不必言其还会造成心理负担，甚至引发焦虑症、恐慌或抑郁症。

上述与压力有关的负面清单远远没有完结，只是为了说明，慢性压力的危害往往被低估了。尤其是在心脏疾病方面，压力的持续时间、强度和形式不同，其带来的危害会比吸烟更甚。当然，这并不意味着就可以安心地吸烟了（顺便说一下：关于“感受压力”本身也很复杂——经研究证实，有时人们承受着巨大的压力，却对此毫无知觉）。毋庸置疑的是，吸烟的危害显而易见，被公认为“头号杀手”，我们对待压力的轻率态度（例如试图通过吸烟来缓解压力，就是一种轻率应对压力的态度）可能引发真正的恶性循环，会导致健康问题的持续恶化。

那么，压力是否应该被彻底妖魔化，以至于我们应将其完全从生活中驱逐出去呢？是否存在应对良策呢？完全排除压力的生活并不现实，亦不可取，更不明智。压力是我们生活不可或缺的一面，从本质而言并非坏事。恰恰相反，压力

是健康和幸福生活的一部分。我们需要面对挑战，才能获得成长，学习新技能，去解决新问题，探索新道路，挖掘并发挥自身的潜力。这一切实现的背后都有压力的贡献。

压力具有多面性

压力有着多幅“面孔”。德国技术健康保险公司[1]在2016年开展的一项研究表明，最常见的压力源包括工作、对自我的要求、交通堵塞，以及社交关系等。此外，压力也可能来自戏剧表演前的紧张情绪、幽黑电影院里放映的恐怖片，或桑拿房里的蒸汽浴（“今天为您准备了桦树鼠尾草蒸汽浴！”）。与会导致心理负担、抑郁和/或身体疼痛的慢性压力不同，前述压力往往还能激活大脑的奖励中心。因此，压力并非千篇一律。某些人感受到的无法承载的压力，或许给另一些人带来的只是新鲜感或挑战，甚至是人生的丰富与充盈，而非压力。可以肯定的一点是：压力太多则“过”，压力太少则“不及”。关键在于找到适合每个人自身的平衡点。

然而，长期饱受过度压力之苦的人数有显著增加。2013—2014年福萨研究所[2]的一项调查显示，每两位德国人中就有一位感到过度压力，而每五人中就有一人长期处于压力状态。在某些职业领域中，“高度压力人群”的比例已上升至受访者的1/3～1/2。此外，欧洲职业安全专家早已警告称，某些行业的工作压力水平高得离谱，以至于80%～95%的员工被认为处于“较高压力”至“极高压力”的状态，并面临“极高风险”。这些令人警觉的数据表明，无论这种现象是否成为一种流行趋势，都反映了存在的问题。

---

1 Techniker Krankenkasse（TK）是德国最大的国家公立保险公司。

2 福萨研究所（Forsa）为德国民意调查机构。

如今，大多数人会首先将压力与时间相关联：当一天的时间接近尾声时，待办事项清单上仍有诸多任务尚未完成，当一个重要项目的截止日期日渐临近，当整个周末时光都用来弥补过去一周的疏漏之处，我们几乎可以明显地感受到压力像重担一样压在肩膀上，也如乌云压顶一般萦绕于心头。时间，或者说我们今天所理解的时间，在某种程度上取代了曾经威胁我们生命的可怕的剑齿虎。然而，时间，这个被今日的我们视为理所当然的概念，实际上是一个较新的现象。特别是在关乎压力的语境中，我们不再将其与季节的节奏相关联，而是与我们已经脱离自然规律的生活节奏挂钩。对许多人来说，至少到了某个年龄阶段，唯一剩余的“季节性”感受，是对岁末年初的深刻印象，一年中的月份似乎在眨眼之间呼啸而过。时间飞逝，年复一年。

当然，即便是这种感觉，也是一种相对较新的现象。开始于大约 200 年前的工业革命，让人口数量中越来越高比例的居民结束了乡村生活。春夏秋冬自然更迭，播种、生长、收割与休息，工作日与礼拜日，日出与日落，这一切都塑造着乡村生活。伴随着工厂的蓬勃兴建，钟表的指针替代了日出或鸡鸣。清晨时，伴随着工厂的汽笛声，工人们开启了一天的工作；而在办公室里，手表上的时间宣告着即将开启的工作状态。从那时起，衡量生产率的唯一标准就是产品本身，是在有限的工作时间内尽可能高效地产出可视化的成果。在这一过程中，人类就成为可以替换的，个人的劳动成为可预测的生产要素。休息期、再生期，甚至是“内心沉思”，以及成熟期、个人成长、个性化和创造力的阶段都被推延到下班或周末的休息时间。即便如此，我们对此所给出的时间也少得可怜，因为我们的内心总有冲动，希望有所成就，想创造可视化的成果，而且这种冲动已经完全内化了。“谁没有成果，他就一无是处。”从那时起，人们就感觉到：节奏不断加快，而时间则越发稀缺。

值得注意的是，这种感觉已经伴随我们将近200年了。虽然在过去，电脑和智能手机都还只存在于科幻小说中，但是关于压力与日俱增的报告，与今天的报告内容十分相似。与此同时，工作条件也得到了极大的改善（如果暂时不考虑电子设备或服装等的生产环境）。至少根据合同约定，每周的工作时间几乎不到40小时，还可以拿到13个月的工资，然而压力依然存在。甚至，压力似乎仍然在升高，而且这并不仅限于工作条件不稳定、从未享受过带薪假期的群体。压力不能被简化为一个简单的数学公式，也很难在客观上加以确定，尽管我们在这方面已经取得了一定的进步。其中有很大的主观成分，还取决于我们个人的感知、应对方式，以及自身所掌控的资源。而这些又受到各种影响，其中一部分是可以控制的，有些则无法控制，基因和环境影响也包括在内。我们甚至会在不知不觉中承受着压力，对此却毫无察觉。正如我所说，这是一个复杂的现象。

我们会感到，时间越发稀缺

我们通常会把压力与时间长短联系起来，而实际情况却未必如此。这只能解释很少一部分现象，因为压力并非现代社会的产物，而是与我们越来越密切地相伴，甚至可以说，压力在地球上的出现，并不必然和人类有关。压力在生命的开端即出现，甚至是生命动力的重要组成部分。没有压力就没有生命。

数百万年来，压力一直是进化的内驱力。但是，在人类出现后，自现代生活环境出现起，压力现象才发生了根本性变

我们的压力系统从未休息

化。如今，压力这种久经考验的生存原则，让我们的生活更加艰难，尽管并没有理性依据证明其对生命产生威胁，不可否认的是，压力始终在持续地发挥作用。而且，今天危及人类生命的并不是一只剑齿虎，新的压力因素劈头盖脸而来，涌入我们的生活。我们的压力系统几乎得不到充分休息，因为其显然无法区分，哪些会对生命产生真正威胁，哪些是被想象出来的、被误解的或迄今为止未知的刺激。更重要的是，我们可以在脑海中“想象”压力——而且我们一直在这么做。从生物学的角度来看，我们在某种程度上已经成为我们为自己创造的多样、嘈杂、快节奏世界的奴隶。我们的身体设备尚未适应这种快节奏。

急性压力和慢性压力之间存在一条微妙的界线，一旦越过界线，就会对我们的身体健康造成严重影响。最初，有些事情会被认为刺激好玩儿，却很快就会变成负担，结果因人而异。压力的存在让生命成为可能，而过分的压力又会带来致命的伤害，这几乎是一种命运的讽刺。因此，在下文中，我们要进一步弄明白，究竟什么是压力，它是如何产生的，会在我们身体中引发什么，以及何时会对我们产生有害影响。搞清楚这一点至关重要，这样就可以更加清楚，我们究竟可以做哪些事情来对抗有害压力。但是，让我们先短暂地回到压力研究的起始点，那时甚至还没有“压力”这个词，尽管压力早已无处不在。

猫砂盆与稳态有什么关系？老鼠是如何引发压力的

一百多年前，美国哈佛大学生理学家沃尔特·坎农（Walter Cannon，1871—1945 年），在一项研究中取得了突破性发现，该研究旨在揭示肠道肌肉如何通过消化道传送食物。在研究过程中，他选择了猫作为研究对象，先给猫喂食，使它们需要消化食物，然后使用X线设备分析肠道肌肉的蠕动情况。然而，坎农的实验并没有真正成功，因为很多作为受试对象的猫根本不配合实验。更准确地说，是这些猫的消化系统并不配合：令人惊讶的是，这些猫会经常便秘。

幸运的是，坎农发现，作为受试对象的猫总是以嘶叫和抓挠来表示抗拒，正是这一点让科学家们产生了更改研究内容的想法。他们将研究聚焦于一个新问题：猫的恐惧感是不是导致消化停滞的原因？需要关注的并不是消化过程，而是（强烈的负面）情绪和身体功能之间的互动关系。如果这些猫知道坎农最初的想法，可能会自愿地去猫砂盆里上厕所。

在新的实验流程中，每只猫都被关在笼子里，毫无戒备地等待一段时间。然后，一只狗被放进房间，它故意嗅着笼子里的猫的气味，还冲它们吠叫，让猫陷入恐惧之中。随后坎农从猫身上抽血，这时他发现，与未受惊吓的对照组相比，被试组体内的肾上腺素水平很高。这在今天看来不足为奇，但在当时却是轰动性的成果，因为虽然当时已知激素有升高血压、血糖，以及抑制消化的作用，但还完全不了解激素与情绪，尤其是恐惧感之间的关联。

坎农继续展开研究，并且确定了一种现象作为根源，为这种现象创设了“稳态”的概念。今天的理论将其描述为“通过内部调节系统维持身体生理功能的相对稳定”。在实践中，坎农清晰地意识到，猫的恐惧反应是生存进化的重要组成部分。当这种恐惧反应被触发时，比如面对吠叫的狗或充满好奇的要给猫拍摄X线片的研究人员，对动物而言，只有两种行动的选择：战斗或逃跑。此时，一切都关乎生存。

所有的能量都需要投入即将到来的战斗中，或用来逃命，能量也就都被注入肌肉之中，那么消化活动自然就进入等待状态，因此暂时停滞了。一旦狗或研究人员离开，危险消除了，动物再次恢复了平静，这也反映在动物身体可测量到的指标变化中。血压、脉搏和血糖都会再次下降，胃肠的消化活动重新开始——身体功能恢复了平衡。

坎农怀疑，人类同样存在这种“战斗或逃跑”的反应。同时他也意识到，这种在人类进化过程中深深扎根于体内的生物程序，一定会导致现代生活方式的问题。面对当时的全球经济危机，坎农坚信，“恐惧、担忧与仇恨会导致非常令人不安的有害后果”。坎农所说，可谓一语成谶。

沃尔特·坎农在提到这一突破性发现时，很可能谈论到了应激反应（德文 die Stressreaktion，英文 stress reaction），且应该是将肾上腺素视为了压力激素。这种说法在今天很常见，但“压力”一词在当时还不存在，至少在医学上尚未出现。也正因此，坎农作为这种现象的命名者，获得了“压力研究之父”的称号，尽管这个称号直到多年以后才被频繁提起。

生物化学家汉斯·塞利（Hans Selye，1907—1982 年）出生于维也纳，是匈牙利后裔，1934 年离开家乡前往加拿大。他在蒙特利尔继续开展研究，认为老鼠对恐惧的感知力可能强于坎农所研究的猫对恐惧的感知力。塞利让老鼠在锅炉房里忍受闷热；在寒风凛冽的魁北克，让老鼠在研究所屋顶上忍受严寒；他把老鼠放进滚轮中，直到它们跑得筋疲力尽翻滚下来为止，这让它们无法入睡。这么做并不是出于对折磨的享受，而是为了弄清老鼠的身体在应对各种压力时的反应。最终他得出了一个惊人的结论，这些老鼠无论承受什么样的压力，都会有同样的反应：胃溃疡和淋巴结萎缩，换句话说，免疫系统被削弱了。

压力从一开始就是世界性的

奥地利 - 匈牙利裔加拿大人塞利用英文单词 stress 概括了所有形式的压力或负担，向世界贡献了一个与稳态有关，但是更适合口语表述，也更好记的词汇。特别是塞利没有把这种现象仅仅局限于受到折磨的老鼠，而是将其转移到人类身上：在我们的身体中，同样有一个系统会对压力做出反应，能够将炎热、寒冷、睡眠不足、疼痛、悲伤、绝望等压力转化为生理症状。自 1936 年以来，压力系统就有了自己的独立命名——正如我所说，压力一直存在。

如今，科学界将压力定义为一个上位概念，概括了社会心理，以及内外因素对身体和 / 或精神健康的影响。一般来说，压力可以分为急性压力和慢性压力，其中，急性压力指突然发生的、具有挑战性或威胁性的状况，这种状况在时间上是有限的，并且有明确的起点和终点（比如由犬吠或令人痛苦的科学实验所引发的压力），而慢性压力则是指长时间持续的、没有放松阶段的压力。

同时存在积极和消极的压力源

汉斯 · 塞利倾力投入该项研究，直至生命的最后阶段，围绕这项庞大的研究课题，总共撰写了 39 本著作和 1 700 多篇论文。他区分了压力的两种形式：一种是所谓的“积极压力”，它包括所有积极的压力源（压力触发器），具有刺激性、挑战性和丰富性；另一种则是“消极压力”，即我们认为是消极的全部压力因素，换句话说，这些压力因素正是我们今天俗称为“压力”的所有因素。这种积极压力和消极压力的模式在神经科学上已经过时了，但是仍然广泛存在于许多人的头脑中。得到确证的是，压力对我们来说是正常现象，也至关重要，压力本身并没有好坏之分。对人的影响起决定性作用的是压力的剂量（这反过来又与个体开启、阻断压力的能力差异息息相关），以及压力的具体表现形式，而与压力是积极压力还是消极压力无关——即使是普遍被理解为令人愉悦的事件（如恋爱、自己的婚礼，甚至是充满节奏感、目的地变化的假期），也会带来挑战，可能我们中的许多人都会处于“压力过量”的状况之下，甚至会更容易患病。我们已经掌握了关于压力的这些“新知”，但其所依据的理论根基仍来自坎农与塞利的研究。其他因素的重要性也在日益凸显，下面让我们进一步去了解目前科学界对压力现象有何最新的认识。

压力是如何产生的？压力会在身体深处引起哪些变化

自从沃尔特·坎农、汉斯·塞利及其动物助手们的首次发现为人们所知，后续研究工作对应激反应的解释模型持续发展，该研究工作持续至今。压力研究的先行者们所做的基本假设，得到了逐渐深入的后续研究的确证。事实上，自进化之初开始，这种现象就日益完善，趋向完美。然而，某些早期发现或假设中的成果已经过时了。

例如，生物界的“稳态”原则早已得到广泛应用，当下，科学的基础是动态变化中的“应变稳态[1]”模型。平衡，即静态平衡。在生物系统中，这种静态平衡并无必要去维

1 应变稳态（德文 der Allostase，英文 allostasis）是基于稳态（德文 der Homöostase，英文 homeostasis）的生态学概念，强调机体能在外界变化的环境中维持内环境稳定。

持。万物皆处于运动之中。如果在当下进行仔细观察，就会发现，波浪式运动和动态适应过程实际上存在于所有的生命进程当中，即在实际值与目标值之间的“舞动”，就像家里客厅的温度调节一样。我们也可以从（应变稳态）调节的视角切入，讨论一种动态平衡，这样能够更贴切地描述过程性。更重要的是：我们调节得越好，使调节呈波浪式状态，围绕目标值振动（目标值本身也不是一成不变的，同样可以进行调节），那么这种持续的起伏状态就越体现出活力与健康。

因此，应变稳态所描述的是人体永久处于适应过程：压力源导致了当前状态的改变，即环境或生活条件的改变，这种环境的改变被人们有意识或无意识地感知到，并以应激反应的形式引发适应反馈。最先涉及的就是感知，即对压力场景的接纳或吸收，这将应变稳态概念与机械化的稳态模型区分开来，后者在任何场景下都会对先前的平衡产生相同的反应：原因、影响，以及重回平衡。然而，我们的身体并不是如此机械化地进行着简单的、一维的运转。应激反应表明，接下来的适应性调节，以及我们的健康并不是一个线性过程，其运转比滑尺要复杂得多。

因此，先让我们来谈谈感知。对于压力的感知（“接收”压力信号以及意识到特定威胁），具有决定性的因素是我们的中枢神经系统，该系统由脊髓和大脑组成。无论决定性信号从哪里来，是哪个感觉器官触发大脑的控制中心，或者只是想象出来的，即使是对压力的假设或预期，也会引发与真实威胁相同的生理反应。猫不一定真的面对狂吠的狗，我们也不一定被上司在同事面前责备，或在堆积如山的文件面前崩溃，才会引发体内的应激反应。甚至哪怕只是一个念头、想法就够了，哪怕这个想法只是被臆想杜撰出来的。现实并不是压力的必要前提条件。

我们不断接触到大量的感官印象——图像、声音、气味、味道等，我们的大脑会对这些信息进行处理、比较、分类和评估。这可能关系到我们的生死存亡，因此每一分每一秒都至关重要。我们的想法、信念和期望无论错得多么离谱，都会产生重大影响。刺耳的轮胎声、食物的焦糊味、突然响起的电话铃声、晚间新闻中的灾难性画面。所有这些都会引发压力，即使情况并没有那么糟糕。其实前车车主只是不小心踩了一下离合器，煎土豆还没有彻底变糊，突如其来的电话只是许久未联系的老同学想带来意外惊喜，晚间新闻中的地震其实并没有造成人员伤亡。这些还远不是全部：即使是久远的过去或未来，仅凭我们的感知也会引发压力。比如，多年前与爱人的分离，童年时期的创伤，都会再次袭来。再比如，考试和论文提交的最后期限只剩下几个月的时间了。压力影响的背后未必有真正的原因，也未必真的是迫切的威胁。

现实并不是压力的必要前提条件

为什么会发生上文提到的所有这些情况？因为压力是有用的。至少从进化的角度来看，应激反应被确证为是一个相当成功的模式。压力能实现的还远远不止如此：压力能让所有生命探索发现新事物，并且让新事物发展壮大，满足我们的好奇心，进行学习，并且拓展我们的潜能。与此同时，压力也在确保我们得以生存，在躲避危险情况（逃跑）或防御敌人（战斗）方面提供帮助。因此，应激从根本上说是我们身体的一种健康反应，是时刻守护我们的天使，总是在需要的时候出现在

应激反应也是守护天使

我们身边。毕竟，生活总是处于持续的变化之中，无论这种变化的趋势是好还是坏。正如我们所看到的，如果这位守护天使一直在担忧我们的生存状况，那么它就会产生突变，变异为严重的健康问题。不断适应（必须适应），即在特别具有挑战性的生存环境中，不断触发身体的压力适应机制，无论为了适应所付出努力的结果成功与否，都要付出代价。在某种程度上，这是由于大量使用生物潜能而造成的磨损过程（在压力研究中，这意味着“适应负荷”）。

我们通常不会有意识地去关注这位守护天使，这背后有一个务实的原因。正如前文隐约透露的，速度是一个决定性因素。在面对生存问题时，经过长时间的思考、权衡和深思熟虑才做出决定，结局可能是带来致命的伤害。如果感受到相应的刺激，就启动生物应激反应，不必等待大脑中“理性思维”的区域亮起绿灯。压力源会引发刺激，我们的身体会感知到这种刺激，并将其直接传递给我们的“情绪大脑”，使其处于警戒状态。在大脑的控制下，我们会立即采取行动：战斗或逃跑。幸存下来的生物都能够承受更多而非更少的压力。或反过来说：那些未拥有强大功能的压力系统的生物，在进化过程中显然处境更为堪忧。

我们的身体是如何在毫无意识的情况下，如此快速地做出反应的呢？我们的自主神经系统承担了做出反应的责任，即神经系统中自主运行的那一部分，因为其通常不受我们意识的支配和控制。与之形成鲜明对比的是躯体神经系统，它是神经系统的另一组成部分，是自主神经的亲兄弟。理论上来说，我们无法直接控制自主神经系统。控制是个重要的关键词，在后文中还会提到。提前透露一下：控制，并不像传统的电灯那样机械地工作，可以随意打开或关闭，而是通常只能间接地调亮和调暗。此处的“只能”是什么意思呢？“只能”并非意味着“不能”，反而是在强调其潜在的可能性。自我修复的重要之处恰恰在于：虽然身体的自主调节无法被直接控制，但是这并不意味着我们与自身的生理机制完全脱节，更不意味着个人无法施加任何影响。正好相反，自我调节意味着我们可以对自身的内部调节产生影响。

那么，我们先来谈谈自主神经系统。前文已经提到，压力和应激反应如同生命本身一样古老。进化并没有等待一个有意识的、能够理性应对压力的生命出现。进化是在运用那些已然存在的东西，如同发生在猫和老鼠身上，以及在它们之前、之后或同时存在的生物身上。因此，应激反应是我们体内进化而来的“古老”系统，这一点并不奇怪，自主神经系统也是如此。自主神经系统在现代人体内运转的规则与我们的祖先并无不同，基本上，我们与所有哺乳动物，甚至爬行动物，共享自主神经系统。自主神经系统控制并调节我们的生命功能，通过对心脏跳动、新陈代谢、消化和呼吸的持续调控保障了我们的生存。为了完成这项任务，自主神经系统通过脊髓将我们的器官与脑干、下丘脑连接起来。这一点对于理解应激反应机制至关重要：即使应激反应是在无意识状态下发生的，也仍然是由大脑启动，并且受到大脑控制的。

为确保身体内所有系统尽快进入警戒状态，下丘脑的控制中心可以说是双轨运行。在压力生理学中，这也被称为双轴，意指两条相互补充的、同时运行的压力信号通路。一方面，通过交感神经纤维，这是自主神经系统的两个分支之一。经过这个分支，我们的器官和循环功能可以直接受到控制。除了直接向器官传递神经冲动，交感神经系统还向肾上腺髓质传递信号，使其释放肾上腺素和去甲肾上腺素[1]。这些压力激素是神经细胞之间的信使，在神经细胞之间承担信息传递的作用。压力激素通过第二条传输分支，确保心率和血压升高，以及支气管扩张，从而在获得更多氧气供给的同时，阻止口腔分泌唾液和胃肠、胰腺、胆囊的活动，这些功能都是当下并不需要的，只会不必要地消耗宝贵的能量。

双轴中第二轴的工作速度比第一轴缓慢，因为其主要是通过血液传播信使物质。我们已经简单了解了肾上腺素和去甲肾上腺素，另外还有一种重要的压力激素，叫皮质醇[2]。释放皮质醇需要在下丘脑的启动下，使位于下丘脑正下方的垂体释放前体激素，这些前体激素随后在肾上腺皮质引发皮质醇的分泌。而后皮质醇会在体内不同目标部位与受体分子结合，实现信息传递。请您稍稍设想一下，就在我们有意识地控制这些过程，在还没来得及去想“究竟是肾上腺皮质还是肾上腺髓质”之前，剑齿虎的血盆大口就已经蠢蠢欲动了。相较之下，操控核电站似乎都没有这么难。

为了确保压力状态下实现有效并且可信的沟通，我们体内的自主神经系统和相关器官都依赖于上述（以及其他的）信使物质，将其作为通用的交流语言，而体内的血液则承担了邮递员的职责，交感神经系统的神经通路则以闪电般的速度实现了信息的传递。

---

1 肾上腺素（adrenaline）和去甲肾上腺素（norepinephrine）都是肾上腺髓质分泌的儿茶酚胺类激素，作用类似，参与心血管活动及其他生理活动的调节。肾上腺素由去甲肾上腺素甲基化形成。

2 皮质醇（cortisol），人类的主要糖皮质激素，在血液中与皮质激素转运蛋白结合，有强抗炎活性，能促进肝糖原分解、糖异生、调节微循环和维持血压，在调控情绪和健康方面也具有重要作用。

交感神经系统主要负责传输促进行动的信号，也可以说，推动了向外行动的能力。这不仅让交感神经系统成为压力系统的核心部分，而且也是我们探索欲望的根源，探索欲望是人类的核心基本需求。探索欲望的接受者包括瞳孔、心脏和性器官，而发出者则主要是下丘脑，与中枢神经和交感神经区域相连。这里会接收来自全身的信息，也包括来自其他脑区的信息。例如，在其他脑区中会形成视觉刺激，对图像进行对比，或对阅读内容进行处理。从这个意义上说，下丘脑实际上和我们身体的每个细胞相连，并且在不同的通路上发挥作用，从中枢神经系统出发，延伸到身体的边缘，可以说从头一直到脚。

持续的压力影响记忆力

有趣的是，下丘脑对大脑本身也有影响。前文提到的皮质醇，在海马中可以更好地理解。海马是大脑中一个形似海洋生物海马的区域，发挥着形成记忆的重要功能。当皮质醇的浓度较为健康时，可以提高我们储存信息的能力，因为皮质醇可以刺激具有压力敏感性的海马。但是，过量的皮质醇会产生相反的效果：如果我们长期处于压力之下，海马就会退化，进而我们的记忆和学习能力就会下降。在压力之下，我们不会（也不想）记忆或学习新知识，无法发挥创造力，也不会投入时间去探究新想法和解决方案，而是只会倒退回已知的、既有可用的和已经习得的内容。刚刚学过的东西很快被遗忘脑后：我们匆匆穿行在超市，忘记了晚餐的一半食材，也没有从中汲取经验，下次再去购物时，同样的场景还会重演。我们买的很多东西，其实根本不在愿望清单之中。这么一来，至少确实有人从我们的压力中获利，却不是我们自己。

然而，对记忆力的影响只是皮质醇所涉及的诸多方面中的一个。此处所讨论的皮质醇，是一个产生多维度影响的“多面手”，在压力系统中的主要任务是激活新陈代谢过程，确保为极端情况提供能量。倘若没有皮质醇，我们就会缺乏战斗或逃跑的能力。此外，皮质醇还具有抗炎作用，也因为如此，皮质醇成为一种广受欢迎的多用途药物，可用于制成可的松（或其他变体），或者作为人体自身产生的自我修复物质发挥作用。不仅如此，皮质醇还能促进肾上腺素和去甲肾上腺素等其他压力激素的功能得以发挥，所以也被称为主导激素。

简单总结一下：皮质醇对我们至关重要。然而，有效的物质也总会带来副作用，过多的皮质醇会导致一些严重的问题，不仅影响我们的记忆力，还会“抑制”免疫系统。尽管从功能角度看，免疫系统并非一个单一实体，但高水平的皮质醇确实会降低免疫系统的重要功能。即使在激烈争吵或热恋调情过后一小时，仍然可以检测到这种影响。这一事实表明，皮质醇和压力的平衡是我们“内在医生”要面对的棘手问题。

此外，我们的免疫系统不只会受到外部影响，即细菌、病毒或真菌的外部入侵。面对这些典型病原体的攻击，免疫系统通常会时刻处于备战状态，就像一支蓄势待发的健康军队：这支军队会进行巡逻，发现、抓捕并驱逐入侵者，在必要时消灭它们。顺便提一下，人类和所有脊椎动物一样，不仅拥有先天性免疫系统，也拥有适应性的、后天习得的防御能力，这会使整个防御系统更为坚固。读者们都了解接种疫苗的原理，就是通过人为方式来构筑防御系统：我们的身体被注射少量的、在可耐受范围内的病原体，在与病原体最初的接触中，人类会学习如何适当地应对病原体，并且通过抗体和记忆细胞来应对未来会出现的病症。

同样，我们所具备的防御系统以多轨并行的方式发挥作用。免疫学将防御分为细胞免疫和体液免疫。细胞免疫以白细胞（能从血液进入细胞组织）、自然杀伤细胞、巨噬细胞（“清道夫”细胞）等形式负责在局部对抗并清除病原体和癌细胞；体液免疫[1]主要与抗体生成和远程防御有关。细胞免疫可以类比为近距离作战和步兵，而体液免疫则更类似空战或无人机任务。（作为和平主义者，本人反对这两种非人道的作战方式，但医学工作者的身份让我对人体内部的“排兵布阵”充满感恩！）

免疫反应也是一个多层次的复杂过程，在此我们无需再做深入探讨。为了便于理解，仅强调以下关键内容：长期压力不仅会影响我们的消化系统和前文所描述的其他生理过程，还会延伸至我们的免疫系统，进而打破细胞免疫和体液免疫之间的平衡状态。持续释放的皮质醇，会逐渐将天平的重心推向体液免疫的一端，从而产生以下后果：一方面，由于细胞免疫功能减弱，我们更容易受到病毒的感染；另一方面，我们会更容易患上自身免疫性疾病，如类风湿性关节炎、风湿病、多发性硬化症、花粉症及其他过敏症。这样，免疫反应就无法实现目标，反而造成对自身的损害。

应对压力是自我修复密码的核心部分

久而久之，慢性压力会导向可怕的后果：慢性压力不需要具体的原因，可以完全是想象出来的，其诱因可能潜藏于过往的经历，也可能来自遥远的未来。慢性压力不仅会导致

1 体液 humoral 源于拉丁语 humor，意为潮湿和液体，此处指的是我们的血液或淋巴液。

心理疾病，也是严重身体疾病的罪魁祸首，即使这些疾病乍一看来与慢性压力没有什么直接关系。但是，请稍等一下！也可以换一个角度来看问题：如果压力对如何理解健康的意义，远远超出许多人的认知，那么这也会让应对压力成为自我修复密码的核心组成部分。

如何以健康的方式应对压力？哪些因素是“绊脚石”

赫伯特·本森（Herbert Bensons）的研究首次从科学角度证实：可以运用思想的力量来引起体内的放松反应，这意味着我们可以影响自己的身体，采取健康的方式来应对压力。不仅如此，世界上几乎每种文化中都存在一些仪式，就像一个个处方，指导我们以“松弛感”来回应压力。似乎自远古以来，冥想和放松就是人类不同文化中的固有部分。原则上，我们每一个人都有可能进行冥想、放松。近年来，科研工作的重点之一聚焦于神经生物学领域，这一点都不让人感到意外。毕竟，所有线索都汇集在大脑之中。

突然之间，前文展开的所有环节，一下子就形成了闭环。

一旦我们自认为安全了，也就是说压力源不再对我们构成危险或威胁时，自主神经系统的第二个分支——副交感神经系统就会促进平衡运动，其中最大的神经——迷走神经，参与了对几乎所有内脏器官的调节。尤其是乙酰胆碱和其他神经递质会被释放，进行减压调节，最初启动应激反应的大脑区域平静下来，放松随之而来。最重要的是心脏也放松下来了，心跳放缓，血压下降，支气管收缩，胃肠恢复了消化活动。所有在应激反应状态下被改变的身体功能，为了备战和逃跑所做的准备，被重新调节向另外一个方向。交感神经系统就像一个油门，而体内的副交感神经系统，以及与其平行运作的“镇静功能交响乐团”则踩下了刹车踏板。

若干调节因素在不同方向上相互作用，在每个人体内保持着微妙平衡，同时平衡又因人而异。当自主神经系统的平衡偏向副交感神经系统，即处在所谓的“迷走神经优势”状态时，人的心跳较慢、血压较低，通常还伴随瞳孔缩小、手脚冰凉等症状。此外，“迷走神经优势者”可能更容易感到头晕和乏力。

如果身体反应偏向交感神经系统，就会出现脉搏加快、双手微微颤抖、掌心快速出汗等症状。“交感神经优势者”可能会对环境刺激反应过度，脸很快涨红，往往也更容易激动。“交感神经优势者”的反应准备程度要高于“迷走神经优势者”，后者需要更强烈的刺激才能够触发应激反应，而这两种情形都不属于疾病，我们只是处于紧张状态，以及自我调节的不同程度之中。只要没有极端地趋向其中某一方向，就都是健康人类机体的组成部分。

然而，我并不想掩饰的一点在于，将情况简单描述为正负两极的简单图像（或是概括为“交感神经优势者”和“迷走神经优势者”）仅仅是一种解释模型，现实中不会以如此单纯的形式出现。因为所有生命都处于动态之中，而不是非黑即白地运行。两者可以相互制约、重叠、交叉，因为一切都处于一条流动的河流之中，持续地变化、发展。简单的图像往往源自历史性或经验性的自然疗法（也可以类比传统的“气质”类型，如多血质、胆汁质、抑郁质或黏液质），或来自其他传统医学体系。这些医学体系未必以现代的生物医学研究为导向，但是这种类比也并非没有道理，其中的不少内容在今天都得到了确证，尽管有时所用的概念有所不同。“迷走神经优势者”和“交感神经优势者”确实已经过时了，不过还有一些同样传统的知识也许是正确的。对医疗（以及自我修复）而言，图像隐喻和类似的对比联想仍然具有重要意义。

让我们再说回压力调节的问题，对免疫系统而言，人体自身对压力的反应也非常重要。通过放松反应，身体可以防止细胞免疫和体液免疫之间的力量配置过于失衡。这样，我们的免疫系统就能全副武装，对付不受欢迎的入侵者和不良发展趋势。

对免疫系统来说，人体自身的反应十分重要

当放松反应向大脑发出信号，表明情况是安全的，没有来自外部的危险、威胁，大脑就会利用这种安全感，在其他层面上促进再生活动。在细胞基础上，这种类型的修复和翻新工作一直在进行，可以说是在后台展开的，而且速度也各不相同：骨骼中的细胞大约每 10 年更新 1 次，肌肉和器官中的细胞更新 1 次需要 3 ~ 4 年。我们的身体甚至每天都会产生约 10 亿个新的皮肤细胞来替代旧细胞，这简直是令人难以置信的伟大工程。虽然慢性压力似乎会加速衰老过程，但定期放松却能以完全自然的方式抵消这一现象。

如果我们现在知道，自己可以对压力以及身体健康施加影响，那么就会出现类似于 20 世纪发现传染源和传染链的结果。当时人们认识到，洗手对于预防传染病非常重要。同样，今天的我们也可以学会及时识别并且更好地应对压力。简单的卫生规则对于改善身体的整体健康状况所起的作用，可能比投放到市场上的绝大多数药物都更有效（好吧，我并未计算过；而且，这里说的“药物”并无特定指代某药)。后文介绍的自我修复工具箱中的许多方法，就像饭前洗手一样简单。

只是我们的双手有时被“绑住”了而已。

环境毒素、贫困，等等——对不可避免因素的简短考察

我们无法影响或掌握一切，当然也不能单打独斗。人类与生俱来的混合基因，造就了自身独特性，我们受到外界影响，对此却无能为力。

首先，文化因素会塑造我们，家庭环境、亲属关系、居住地和国家，都会产生不同的影响。政治环境、宗教传统和经济制度——这个清单还可以继续罗列下去，在此不必展开叙述，穷尽所有因素几乎不可能。(提到人为的气候变化，甚至可以说气候环境也有着“文化”烙印；与此同时，“人类世[1]”的称谓也逐渐形成，指的是一个新的地质年代，意在代表人类活动对地球环境所产生的深远影响，因为人类的足迹已如此宽广。)此处就不再一一细数了，而这个问题又不可或缺，因为文化因素是整体图景的一部分。

许多打上文化烙印的因素都对我们至关重要，尤其是对于人类在各个方面的健康发展不可或缺：父母的关爱、营养丰沛的健康食物、彼此信任的人际关系，使我们得以培养能力、挖掘潜能、心智成熟，并且做出创造性的贡献。信仰或精神也会成为生命中的重要支柱。所有这一切，我们无法在

---

1 人类世，指地球的最近代历史，没有准确的开始年份，可能是从18世纪末人类活动对气候及生态系统造成全球性影响开始，与1782年詹姆斯·瓦特(James Watt)改良蒸汽机的时间吻合。

人生之初就去选择，而是或多或少像随机抽取“盲盒”一般，人生的条件已经被预设。

这也未必是坏事，毕竟生命一直以来都是这样运转的。在出生后的很长一段时间里，我们都无法独立做出决定，必须依赖于影响自身发展的成长经历，才能成长为可能成为的人。而我们究竟应该成长为什么样的人呢？几乎没有任何其他的“动物物种”像人类一样，经历如此漫长的童年、青春期和青少年阶段。在这段时间里，我们从社会环境中得到支持；从生物学视角来看，社会也期待这些投入有所回报。作为成年人，以及社会的支柱，要加倍回馈社会。人际关系是最重要的货币，对幸福感、满足感，以及关乎健康的生活方式决策，都至关重要。所有这些都体现在文化及我们与彼此相处的过程之中。

> 关系是生活幸福最重要的货币

但是，儿童时期不完善的生活社区对总体发展，尤其是身体健康，都会产生消极影响。对某些人来说，即使在成年后也很难以摆脱出生地带来的影响。在此，我想简要介绍其中两种可能带来特别严重后果的因素：环境毒素和贫困。

大家一定对下面的新闻报道并不陌生：工业和交通产生的颗粒物污染了空气；农业生产产生的硝酸盐残留物污染了地下水；食品包装中的矿物油通过食物进入体内。根据世界卫生组织统计，每年有超过 300 万人丧命于空气污染。在德国，每年有 3.5 万人死于空气污染，是交通事故死亡人数的 10 倍。颗粒物污染不仅与呼吸系统疾病直接相关，还与心血管疾病、梗阻和脑卒中有直接关系。

农业，尤其是集约化畜牧业，也是造成前述现象的原因之一，因为分解产物、废物以及动物粪便会先转化为微粒物质，而后随风扩散到数千米之外。此外，化学杀虫剂在许多地方已经失控：秋天，在德国农田里施用除草剂时，即使在有机农业区也能检测到农药残留。（地下水和饮用水中的药物残留物或增塑剂就更不用说了，集约化农业只是导致这种后果的共同因素之一。）而个人又应该做些什么呢？

当然，您可以避免那些非必要的驾车出行，避免食用工厂化养殖的肉类，以及遵循惯例生产的（即喷洒农药的）水果和蔬菜，也可以在消费方面做出其他有益健康的决定。但是，这在短期内这并不会改变任何事情，中期改变的希望也比较渺茫，那就不得不到其他国家去生活。但是谁能实现呢？谁又愿意迁居呢？最重要的是：迁居到哪里去呢？

第二个话题就是贫困。1/5 的德国人和 1/4 的欧洲人面临着贫困或社会排斥的威胁。尽管近几个世纪以来，人类已经有所成就，但是现状相当不容乐观。尤其令人忧心忡忡的是：一方面，我们面临的老年贫困问题日益严重；而另一方面，仅在德国就有 200 万儿童依靠国家的基本补贴维持生活。

贫困显然是不利的社会条件之一，为疾病提供了前提，可能是不健康的生活方式，抑或是低质或错误的饮食习惯，对生活持悲观的态度，甚至是被边缘化的、无法融入的感受。与许多其他健康相关的因素一样，“健康素养”（health literacy）的分布也是不均衡的，与收入和教育的梯度相匹配，最终和社会阶层相一致。体育运动能力和自我能力也是如此。一旦觉得前景渺茫、听天由命，就会像毒药一样破坏着我们的自我修复能力。事实上，贫穷女性的预期寿命比富裕女性短 8 年左右，而男性预期寿命的比例也差不多。在贫困及社会弱势群体中，心脏病的发病风险更高，贫困家庭的儿童更容易患精神疾病，类似的例子不胜枚举。用一个简化的公式来表示，即贫穷带来压力，贫穷导致疾病。

存款余额并不是决定性因素，更重要的是个人的观念和恐惧：对走下坡路、被边缘化的恐惧，以及嫉妒、贪婪等一系列负面情绪都会导致这种结果。心理学家、哲学家埃里希·弗洛姆（Erich Fromm，1900—1980 年）指出，经济条件会影响心理机制。他并不是唯一指出这一点的专家。究竟什么才是决定因素？哪个是“鸡”，哪个是“蛋”？所提到的相关性到底是具备直接影响，还是呈现间接关联，其中是否还包含着其他决定因子呢？例如，对机会的感知，协调一致的感觉，甚至是被人需要的、能够做出贡献的、有意义的感觉。生活满足感研究（“幸福研究”）表明，金钱及更高的收入可以带来更高的满足感。但是这种关系是复杂的，而且随着收入的增加，幸福感会逐渐丧失。当下，在更广泛的语境下，这个议题始终无法避免地存在着。个人如何才能迅速摆脱贫困陷阱及其所有的消极后果呢？

当然，公平、可负担的医疗保健也属于一个政治问题。尽管这并非本书的核心内容，但仍有兼顾的必要，因为其带来的影响是切实存在的，不容忽视。我在美国工作期间，曾担任美国智库“联邦基金”（Commonwealth Fund）的医疗政策研究员，当时美国推出了“奥巴马医改计划”，巴拉克·奥巴马政府推出了《患者保护与平价医疗法案》（*Patient Protection and Affordable Care Act*），该法案的核心目标是大幅降低没有医疗保险的人数（其中部分原因是他们无法负担医疗保险的费用）。从当时到当下，该法案始终伴随着难以想象的动荡飘摇，这一点可以真切地被感知。该法案在获得许多人盛赞的同时，也遭到一部分人的坚决抵制，理由是这完全属于对私人事务的干涉，限制了个人选择的自由。抵制者之一就是唐纳德·特朗普（Donald Trump）。

除了遗传倾向，我们既是自己人生选择的产物，也是所生活的社会的产物。尤其是明显处于弱势的群体，更要学会应对健康这个重要问题。

本书希望能够带给大家勇气，同时必须保持开放和诚实的态度，在我看来，这两者并不必然矛盾。只有面对事物的真实样貌，才能让我们豁然开朗，这会向我们明示机遇与风险，让我们充满勇气，避免失望。现实的期待会强化自身效能和行为动机，提升坚韧度和持久力。然而，对治愈效果的承诺，从中长期来看会让我们承受损失，垂头丧气，挫伤积极性，至少当此类承诺是一种不现实的“画饼”行为时，就会如此。因此在后文中，我们还要谈谈那些因自我修复能力而产生的危险。其中有些方面会脱离我们的掌控范围。

现实的期待可以增强自身能力

目前可以确定的是：我们对某些因素的影响程度微乎其微，甚至毫无影响力可言。我们生活中的方方面面都是如此，这一点可能会让人感到绝望，许多局中人也都是如此。因此，我并不会小觑这些问题，更不会避而不谈。但是，有充分的理由表明，一种似乎更有意义的做法是有意识地（或者至少反复地）去关注那些握在我们手中的、主动发挥影响的机会，无论这些机会是多么微乎其微。因为另一方面，简单化、草率的判断或偏见，甚至“阴谋论”，都会让我们陷入受害者的角色，成为一个自欺欺人的预言。这并不容易，唯有有意识地把注意力集中在那些积极的、能够影响的方面，才能去应对，从而获得更健康的身体和更多的幸福感。在极端的情况下，这甚至是关乎“生”与“死”的选择。

在本书中，我们会反复看到的内容，恰恰是我们手握着强化优势的可能，而这在很多人眼中绝无实现的可能。然而，到底什么是“积极方面”呢？哪些是，哪些不是，谁说了算呢？我们的旅程还在继续，或许您已经猜到了，这条路将把我们引向进一步的答案，而您也一直手握线索，前行在通往答案的道路之上。

第二章

条条道路通大脑——以及其他

我们已经了解到，究竟是什么让慢性压力成为自我修复的最大敌人，以及慢性压力是如何影响自主神经系统、激素系统和免疫系统，进而使我们偏离正轨的。一种广为流传的说法是，我们无法控制应激反应的开启，因为一切都是自动运行的，脱离了人类一直以来的控制。然而，与这种观点相反，后续的研究已经从科学层面证明，一定有某种方法向我们开放，甚至可能不仅限于一种方法。

然而，只有极少数普通人拥有实践经验，实现路径也并不容易。当然这也没关系，这只是表明我们每个人身上都蕴藏着巨大的潜能，不需要依赖药物、兴奋剂和外界干预，这是一种与生俱来的能力。问题在于：我们究竟如何才能运用这种能力呢？如何才能发掘并合理地利用这种潜能，以促进我们的健康？如何唤醒身体里的“内在医生”？毫无疑问，这些问题都十分合理中肯。在此之前，还有一个关键问题：我们到底要到哪里去寻找？我的美国研究员同事倾向于简明扼要地回应这个问题：“思想决定一切。”那么，事实果真如此吗？

让我们理性地审视一下做出所有重要决定的身体部位：人类的大脑，平均重量在1.2～1.4千克（相对于体重，男性大脑的平均重量略高于女性），由总计约1.1万亿个细胞组成，其中有大约1 000亿个神经细胞（神经元），其余超过90%的脑细胞是支持、供应和保护细胞（神经胶质细胞）。如果将所有神经纤维整齐地铺连在一起，总长度会达到600万千米。然而，我们不能将大脑想象为600万千米的一大团电缆，因为和圣诞树上的彩灯不同，神经元不仅有两个发光的邻居，而且与1 000～5 000个其他神经元相连。皮质神经元是大脑皮质（即“灰质”）的神经细胞，甚至与多达2.5万个其他神经元相连。

大脑皮质位于我们大脑的外部区域，主要由这些彼此高度紧密相连的神经元组成。这些神经元以错综复杂的方式排列，呈现特有的弯曲回旋状，其间有脑沟，形成了我们通常能够联想到的大脑的典型外观。大约有150亿个皮质神经元（也被称为锥体细胞），彼此之间如此紧密地连接，以至于最多经由三个中转站，就可与其他任何一个神经元进行通信。这种连接模式为信息交流创造了巨大可能性：据估计，仅皮质神经元之间就有约500万亿个神经接触点。

从进化的角度来看，我们可以将人类的大脑大致分为两个系统：一个是“旧脑（旧皮质）”，另一个是“新脑（新皮质）”。其中，边缘系统作为“旧脑”的一部分，从进化的角度来看确实要古老得多，我们与所有哺乳动物共享这一相似的结构。边缘系统负责管理我们的感觉，因此也被称为“情绪大脑”，它与我们的身体紧密相连，位于大脑深处，运转速度非常快，正如应激反应所体现出的那样。而新皮质

（更年轻的大脑皮质区，也被称为皮质大脑）在人类大脑中呈现出高度发达和体积较大的特征，由此显著区别于其他生物。从某种意义上说，正是它造就了真正的人类。新皮质的细胞结构与边缘系统截然不同，可以出色地胜任存储信息并将其彼此关联的任务。皮质大脑也被称为认知大脑（尤其是其前部区域）承担着思考的任务，虽然其运转速度比“老大哥”边缘系统缓慢，却有超越“老大哥”的能力。

正如我们在交感神经和副交感神经中已经看到的那样，信息的传递是通过电信号和化学信号来完成的。在电信号传递过程中，动作电位会沿着神经元及其轴突传导。轴突是管状的神经元突起，负责与其他神经元建立连接——这确实有些类似电缆线路，尤其是传输速度在很大程度上依赖于其与周围环境的绝缘，这种绝缘是通过髓鞘及髓质包裹来实现的。髓鞘及髓质包裹是由支持细胞（“白细胞”）形成的。在化学信号传递中，神经递质会在神经元的连接点（树突和突触）处将信息从一个神经元的轴突传递到下一个神经元（随后信息会被“翻译”回电信号，这被称为“电化学耦合”）。

一个典型的神经细胞每秒会发射 5 ~ 50 次信号。在静息状态下，神经细胞几乎不会传递电信号。但是由于上述神经网络，至少在大脑中，这种静息状态基本仅在理论上存在。如果考虑到即使在放松状态下，我们的感觉器官仍在持续不断地接收刺激，并将这些信息传递给大脑处理，再加上来自体内各器官、肌肉、骨骼等的信号，也就不难理解这一点了。更不用说，大脑虽然仅占成年人身体重量的不到 2%，却消耗了人体所需氧气的大约 20%，在极端情况下，甚至可以消耗高达 90% 的氧气和葡萄糖，而葡萄糖正是碳水化合物形式的大脑能量来源。

即便是从这些普通的信息中，我们也能得知大脑拥有何等惊人的可能性。最棒的是：我们并不是从出生起就拥有一个完全发育成熟的大脑。原则上，我们的大脑是可塑的，拥有很强的适应性，能够以各种方式应对外界输入的各种刺激。如果这些刺激过于强烈，神经细胞就会自我关闭并隔离开来。如果这些刺激能产生兴奋，就能促进神经细胞的生长与增殖，这一过程被称为神经元生长。当神经通路频繁地投入使用时，这些连接就会变得更强，并可发挥出更好的功效。这种可塑性使我们的大脑完全不同于一团杂乱无章的电线、硬盘或计算机。大脑是一种终生具有学习能力和可变性的器官。

我们的大脑拥有令人惊奇的可能性

在需要反复且长时间处理复杂刺激时，这些变化就会发生。而且时间压力也会发挥作用，很快就会与应激反应产生联系。然而，慢性和/或高度的压力可能会“破坏”并且阻断，甚至完全逆转这一切。在理想情况下，还需要一种额外的要素：不是恐惧或强制，而是动机、意愿，甚至是热情。我们所有人应该都在自己的学习过程中体验过这一点：充满热情地学习一门乐器或一项运动，规律练习就会变得轻松起来，甚至真会变得“像玩游戏一样”。然而，这种乐器、这首歌曲或许是我们想要演奏给某个人听的，这对我们而言必须是有意义的。他/她/它必须是我们心之所系。只有这样，幸福激素才会回馈给我们奖励。动机意味着行动，无论在身体上还是心理上，这主要涉及一种“渴望”——与某种内在或外在的运动相结合的积极情绪。我们将在下面更详细地探讨这一点。

无论我们如何使用大脑，本质上都取决于所期待的奖励。我们内生的奖励系统会对“货币”给予最信赖的回馈，

注意力投向哪里，能量就汇聚到哪里

而这种“货币”就是注意力。注意力是一种由动机支撑的专注，无论是针对特定的人、大规模的活动、单一的动作、物品，还是指向计划的制订，只有在注意力聚焦的地方，才会形成可塑性和适应性。正如美国同事贴切且上口的总结：“注意力投入之处，就是能量流向之处。”

有一点十分有趣，而且特别重要，即神经可塑性的调整绝非一成不变。它们不仅会在一天之内产生变化，而且从根本上说会随着时间的推移而改变。我们的动机绝不会在一生中保持恒定不变。因此，面对“我们为什么要做眼下正在做的事情”和“究竟是什么驱动我们前进”这些问题，在不同的人生阶段会有不同的答案。我们所有人都深有体会：对幼儿来说极具吸引力的东西，可能会让青少年感到无聊透顶，而一旁的奶奶则会微笑着轻拍两人的脸颊。

从神经生物学的角度来看，我们可以将动机和奖励系统划分为三大主要类别和功能，为了易于理解，分别称为类型A、类型B和类型C，并在后文中对其进行详细探讨。尽管年龄确实发挥了重要作用，但并不是相应地指幼儿、青少年或祖父母阶段。这里的“年龄”并不意味着具体的岁数，而是指发展及成熟的进程。对脑科学研究而言，这一点相当有意思，因为这三种动机功能可以根据所涉及的最重要的神经递质进行初步划分。同时，这也表明，尽管大脑的可塑性在各个生命阶段确实会发生变化，但究其根本而言，这种可塑性始终存在，只是分布在不同的生命阶段和不同的大脑区域当中。对大脑来说，从摇篮到坟墓，变化都是正常的现象。

那些给大脑带来变化的因素，来自我们经验的塑造。除了生活中我们“无法控制”的遭遇，给大脑带来改变的主要是自身的举止、决定及行为。无论我们是健康还是生病、紧张还是放松、清醒还是沉睡，如果大脑是控制这些行为的中枢，那么究竟是什么让大脑以这样的方式运作呢？如果注意力发挥着至关重要的作用，是谁将其引导到正确的方向呢？是谁或是什么在驱动我们的行为？在这一过程中，奖励又扮演了怎样的角色呢？

从神经生物学的视角来看，我们都做了什么

让我们首先从科学的角度来深入探讨三种动机功能，以便更好地理解我们采取行动（或不采取行动）时，自己身体内所发生的事情。如前所述，这些动机功能可以与我们一生的发展过程和成熟阶段联系起来。尽管我们的大脑追求奖励（美国人常说“大脑追求快乐”），但奖励并不总是相同的。从神经生物学的角度来看，与此相关的主要神经递质尤为重要。我们在探讨应激反应时已经接触过其中一些神经递质，可以说碰上“老熟人”了。

动机类型 A
——想要

驱动我们行为的动力之一，可以从动机类型 A 中推导得出，即“想要”。这并不令人意外，因为这恰恰是日常语境中对动机的典型理解，也是谈到动机时大多数人首先联想到的内容。我想要得到某样东西，想要实现某个目标，或想要获得某种对我来说值得去争取的事物，也许是一些会带来快乐、满足、冒险、乐趣或享受的东西。我有一个目标，我的动机有一个方向，我怀着对奖励的期待，朝着某个目标、方向前进。好奇心、翘首以盼或渴望都在其中发挥着作用。动机类型 A 的满足往往是“短暂而强烈”的，为我们带来稍纵即逝的幸福瞬

间，所谓的高光时刻也被称为“巅峰”或“掌控”时刻。

在所有三种动机类型中，始终有一整套神经递质在发挥作用，这些“信使物质”会在一定程度上相互增强、彼此促进。单一的神经递质不足以支撑起这些复杂的进程。以动机类型 A 和 B 为例，其中涉及的神经递质之一是阿片样肽[1]，具体来说是内啡肽。内啡肽在调节疼痛方面起着重要作用，主要由垂体和下丘脑分泌，这两个脑区属于边缘系统的一部分，而边缘系统总体上负责对行为动机的调控。不过，具体到不同的动机类型，边缘系统的作用重点也有所不同。

除了内啡肽，肾上腺素也在动机类型 A 和 B 中扮演着重要角色。肾上腺素作为一种与觉醒和行动力相关的压力激素，在这个过程中出现并不让人意外。然而，对于“想要”，也就是动机类型 A，发挥主导作用的是另一种叫多巴胺的神经递质。当涉及刺激、挑战或创造力时，通常就是多巴胺在驱动着我们的动机。多巴胺承诺，先有行动，奖励随后。多巴胺是一种非凡的分子，能让我们体验良好的感受，准确地说，是能预见美好体验的出现，还能增强大脑的可塑性和适应能力，从而影响我们的行为。当我们充满热情，抱有“想要”完成某件事的愿望时，多巴胺会成为一个强大的激励因素。因此，多巴胺在成瘾性疾病中也发挥重要作用，尽管它并非成瘾的直接诱因，但许多药物都可以额外增强多巴胺的效果。具体来说，几乎所有的药物都会以某种方式促进大脑（尤其是前脑和边缘系统）释放多巴胺，随之而来的

---

1 阿片样肽（opioid peptide）是具有吗啡样镇痛作用的一类内源性多肽的总称。其不仅参与镇痛，而且在应激、记忆、免疫反应、摄食、血压调节、脑瘤生长以及内分泌调节等生理活动中发挥重要作用。

就是所谓的“刺激感”，它通常与药物、冒险性活动和挑战相关联。

我们稍后会详细探讨“心流”状态。如果您已经知道这个概念的含义，那么一定亲身体验过多巴胺及其相关物质的作用，并且可以设想多巴胺在“工作”时的感觉。当一切运行顺利时，事情似乎变得轻松自如，甚至唾手可得。在这种状态下，我们的注意力非常集中，满怀信心和希望，翘首企盼。同时，这种状态可能让我们敢于尝试新事物，有时甚至会显得冒冒失失的，可无论如何，这种状态总与某种形式的成就、目标达成、创造力，以及解决问题的过程相关联。尽管多巴胺经常被称为“幸福激素”，但它关注的核心首先是“想要”。至于最终是否能获得幸福感，就是另一个问题了。

在此需要再次强调，大脑无论在结构还是功能上都极为复杂，将不同的动机类型与神经递质进行形象化归类，只是为了运用简化、具象的模型进行比喻，以促进理解。事实上，在具体情况下，许多其他的生物因素同样起着重要作用，例如与神经递质相关的酶的活性和产生部位，或是受体（递质和感受器的结合位点）的分布及其功能。然而，我们仍然可以说，每种动机类型都有一种类似“独奏乐器”或“主导声音”的物质，当我们仔细“倾听”或“观察”（借助相关科学仪器，通常还需要借助技术强化手段），就能从整体的和声或乐曲中筛选出这种物质。尽管这仅仅描述了实际情况的一个切面，也可能存在一定的偏差或误解。即使如此，这种描述方法依然能帮助我们理解动机的基本原理——甚至包括自我修复的原理。接下来，我们会更精确地拼合这幅图景。

现在让我们更详细地探讨动机类型 B，其提供奖励的方式与动机类型 A 完全不同，即避免潜在不幸的发生。动机类

动机类型 B
——回避

型 B 的方向发生了变化：我们体会、预感或直接面对某种威胁时，唯一的念头就是：逃离。在获得奖励（例如如释重负或安全感）之前，我们需要面对的是恐惧、压力或痛苦，需要去对抗、克服或回避这一切。您一定还记得在应激反应中提到的“战斗或逃跑”模式，这也恰恰是动机类型 B 要面临的选择。与动机类型 A 的期待感和降低恐惧不同，在动机类型 B 这里，我们体会更多的是厌恶、紧张和高度警觉的状态。

也许我们会变得目光狭隘，甚至做出攻击性行为。无论如何，这时主导因素是皮质醇和肾上腺素，其作用相比“想要”的情况会更强，或者说更具有决定性。就参与的脑结构而言，正如在描述应激反应时提到的，除边缘系统以外，两个应激轴（交感神经系统和副交感神经系统）也处于激活状态。在“回避”中，尤其值得注意的是杏仁核（amygdala），它是位于左右颞叶（“颞叶脑”）的一个脑区，属于边缘系统的一部分。杏仁核也被称为“杏仁体”，与情绪密切相关，具体地说，它会评估场景中的情绪内容，尤其是对威胁做出反应。某种程度上，杏仁核是神经生物学上的恐惧中心区域。当我们感到害怕或恐惧时，杏仁核始终处于活跃状态。这里也体现了大脑的可塑性：如果我们频繁感到恐惧，杏仁核就会增大。动机的“养料”在这方面并没有任何区别。

如果可以这样理解，“想要”（类型 A）和“回避”（类型 B）可以被视为一条动机轴两端的两个极点。事实上，类型 A 和类型 B 经常会相互作用：有些时候，我们在欲望与厌恶之间摇摆不定，纠结徘徊于两者之间，正如卡尔 · 瓦伦汀[1]的名言“我倒是想要，但不敢去做”——在整个的人生阶段中，在这方面我们还处于不稳定状态，仍在寻找自己的方向。类型A代表对成长、独立和自由的需求，而类型B则象征保障与安全，即“逃脱困境”。而安全感到联结感之间的距离并不遥远，这便将我们引向了类型C。

现在让我们更仔细地了解一下动机类型C，从神经生物学的角度来看，这种类型是较晚才为人所熟悉，并且与前两种类型明确区分开来的。很长一段时间，人们认为所有的动机存在于“想要”（类型A）和“回避”（类型B）之间。实际上，还有一种独立的类型，不介于“想要”和“回避”之间，而是完全独立的类别。类型C描述的是“不执着”状态，从方向上说，其既没有朝某物靠近，也没有远离某物，而是只想停留在原地。只是单纯地存在，既没有渴望，也没有回避。这一类型与归属感和联结感有关，因此也可以被归类为一种接近动机，与冒险、欲望或激情无关。我们的注意力也不再集中于未来的奖励，而是完全专注在当下这一刻。此刻的一切都很好。这种动机类型涉及停留的艺术，可以说是本书开篇所提到的座右铭“求善果，必先行”的反面。在这种状态下，我们可能会感受到放松、内心平静和从容，同时也体会到信任、同情和感恩，利他主义、与他人共鸣，以及被接纳、有归属的满足感。形象的描述是，我们驶入了港口，在港湾抛锚停泊。压力、恐惧和痛苦逐渐消退，更可能出现的是希望、满足感，以及爱。

动机类型C——不执着

1 卡尔·瓦伦汀（Karl Valentins，1882—1948年），德国著名演员、编剧，代表作有《瓦伦汀的婚礼》（*Karl Valentins Hochzeit*，1913）、《被出卖的新娘》（*Die Verkaufte Braut*，1932）等。

如果说动机类型 A 和 B 的奖励表现是短暂且强烈的，那么类型 C 的波动则更为深沉，或者说几乎没有明显的“波动”，却更加持久。那不是瞬间的快乐，也不是短暂的放松，而是一种满足感，更深层次的内心喜悦。如果您不觉得太煽情，可以将其形容为幸福满溢、内心平和，即一种满足与宁静的状态。

因此，类型 C 与其他两种动机类型存在本质区别：我们或许可以在“想要”与“不执着”之间建立一条动机轴线，分别对应短期与长期趋向，而“成功避免或摆脱所带来的如释重负之感”则位于这条轴线的中间位置。从神经生物学的角度来看，这些差异同样清晰可见。例如，在“不执着”的奖励因素中，压力激素皮质醇和肾上腺素的比例明显减少，甚至几乎看不到，负责行动和冒险的神经递质多巴胺也逐渐退居次要地位。与之相反，其主导的神经递质可以减少压力及对压力的感知，提高与他人建立亲密关系的意愿，因此也被称为“拥抱激素”，这里指的就是催产素[1]。催产素在我们出生时便开始发挥作用，然后伴随我们一生，我们将在探讨成长过程时进一步了解催产素的作用。

在涉及“不执着”状态的讨论中，还需要提及两种神经递质：5- 羟色胺[2]和乙酰胆碱[3]。5- 羟色胺是一个绝对的多面手：它影响心血管系统和胃肠道，对血液凝固和伤口愈合产

1 催产素（oxytocin）是由垂体后叶分泌的环九肽激素，能引起子宫平滑肌和环绕乳腺的蜂窝细胞的收缩。

2 5- 羟色胺又称血清素（serotonin），一种抑制性神经递质，参与调节痛觉、情绪、睡眠、体温、性行为等。

3 乙酰胆碱（acetylcholine）是由胆碱和乙酰辅酶 A 在胆碱乙酰化酶的催化下合成的神经递质，主要功能是维持觉醒，也参与学习、记忆等活动的调节。

生作用。此外，通过中枢神经系统，5- 羟色胺还参与疼痛刺激的处理、体温调节、性行为、食欲，以及情绪的调节，甚至在睡眠觉醒周期中，5- 羟色胺也扮演着重要角色。5- 羟色胺有如此多的作用靶点，且这些作用靶点也会受到外界的影响，因此其多功能性在医学中得到了广泛应用。同样，5- 羟色胺也常被贴上“幸福激素”的标签，这种说法至多算是部分正确，它其实更像是一种“放松激素”。当我们感到烦躁、不安或不满意时，5- 羟色胺会帮助我们“减速”，让我们平静下来。

看似不那么多面化，但无疑属于最重要的神经递质之一的，就是乙酰胆碱。（当然严格来说，每种神经递质都很重要，并且总是嵌套在更高层级的调节回路中，因此其作用远远超出在试管实验中所呈现的效果。）比如，从乙酰胆碱的作用效果可以清楚地看到，生物会用不同的方式来使用数量有限的神经递质，使其释放于不同位置（并形成不同浓度），通过不同的运输途径及受体的不同分布，实现应用可能性的“最大化”。这样一来，乙酰胆碱就可以参与到许多认知过程中，尤其与专注力、学习过程发生密切关联。不仅如此，乙酰胆碱在神经细胞与肌纤维之间的信息传递中发挥着关键作用。同时，它也在交感神经和副交感神经之间充当“中介”，“塑造”着迷走神经和副交感神经。这意味着乙酰胆碱不仅在我们可以直接控制的大脑区域发挥作用，而且可以在一定程度上影响脱离我们意志、意识控制的自主神经系统。可以说，乙酰胆碱跨越了我们所有的意识层面，为内部和外部的活动性提供着保障。

乙酰胆碱之所以具有重要意义，还在于其神经生物学作用机制揭示了一些非常神奇的现象，这与最新研究的观点相一致，在某种程度上，正是自我修复密码所依据的机制。例如，神经生物学的一个研究方向表明，乙酰胆碱可以促进一氧化氮（NO）的释放，而一氧化氮具有抗炎作用，可以通过扩张血管来降低血压。在分子层面上，一氧化氮及其激活的神经元还能抑制压力，比如能够启动或关闭特定基因，从而实现对身体和细胞状态的调节。目前，该研究尚且处于初期阶段，但似乎确实如此，联结感、同理心和满足感等情绪可以追溯至我们的 DNA，即基因、分子乃至细胞层面。这些情绪都深深植根于人类生物学之中。例如，当身体或大脑“想要”进入压力状态时，就会大量释放能分解乙酰胆碱（并使其失效）的神经递质，并且增量释放其“解药”——乙酰胆碱酯酶。这种现象在研究和临床医学领域具有重要应用价值，可以将乙酰胆碱酯酶的浓度作为衡量机体压力状态或调节能力的指标。形象地说，压力越大、动荡（或运动）越多的地方，乙酰胆碱酯酶的含量也较高，而在内心平静与安宁的状态下，情况则恰恰相反。

再举一个例子：当动机类型 C 被激活时，根据推测来看，我们的奖励系统除释放已知的信使物质之外，可能还会分泌内源性阿片样物质。通俗地说，它们是全球知名毒品在人体内的“亲戚”，只是由于其嵌入人体的庞大调节系统当中，并且在正常情况下生成和分配的程度无害于人体健康，所以不会带来致命的副作用。作为动机及奖励系统不可或缺的一部分，内源性阿片样物质还发挥了其他功效，例如能够在生理层面上减少压力或调节免疫系统的活性。（此处还能观察到一个与摄入毒品的相似之处：表面上看，它们可以减少压力，但同时也会削弱人体自身的免疫功能，在极端情况下可能导致“不幸”的后果。）这传递给我们一个重要的信息：

在今天，这些效果可以被追溯至生物学最深层的根基。研究结果愈发清晰地表明，积极思维和正面情绪的影响并不属于神秘主义的范畴，而是可以被测量的事实，即“硬核”科学。

另一个值得我们思考的重要信息在于：尽管我们的人生涉及各种不同的方面——情感、思维、经验、自身行为、身体与心灵，也就是既包含“硬性”因素，也包含“软性”因素。无论研究从哪个角度切入，所有这些因素都相互关联，彼此影响，相互作用，就像同一枚硬币的两面，甚至在最细微的结构层面，以及今天可以测量到的最深层面，都紧密交织在一起。

那么，这究竟意味着什么呢？对人体自我修复机制而言，核心结论在于：如果医学仅仅关注身体层面，而忽视情感和认知因素，就必然会浮于表面。就像无法单独研究动机、行为，以及所有影响我们健康与幸福的因素一样，我们不能孤立地看待大脑，因为摆在我们面前的始终是“整套系统”。

这让问题变得复杂了，同时也让研究工作进展得相当困难，这一点让深耕该领域20余年的我深有体会。然而，从积极的视角来看，复杂性也让实践应用有着无尽的可能性。虽然在某些方面，研究尚且处于蹒跚起步阶段，但是许多应用已经可以实施。也就是说，究其根本，应用的可能性自始至终都存在，接下来我要介绍的一些应用可能性，对您而言很可能并不陌生。然而，即便是那些看似熟悉、显而易见的方法和应用的可能性，从最新研究成果的视角进行重新审视，也是十分有意义的。同时，也可以尝试那些曾经让您觉得十分“鸡肋”、无法接受，或者出于某些原因显得不太合适的方法。除了证实第三种独立的动机类型，研究工作还让

"成熟"这一关键因素浮出水面：生活意味着变化，这不仅适用于我们的身体、大脑，也同样适用于我们的动机系统和奖励机制。一切都在流动着，持续变化着，唯一不变的，就是变化本身。

然而，这绝不意味着一切都毫无头绪，完全无法掌控。相反，研究越来越清晰地表明，这三种动机类型可以根据其在大脑、相关神经递质，以及奖励机制中的特定激活模式，对应到人生的不同阶段。当然，我认为这仍然只是一个模型，为拼凑出宏大图景提供的另一块拼图。下面就让我们来快速浏览一下自己的人生旅程吧！

成熟的因素——哪些东西在什么时候触动了我们

在我们出生以前，一切就开始了。我们被保护在母亲的子宫中，与外部世界相隔绝，安然成长。严格说来，我们甚至还未曾意识到外部世界的存在，因为尚未拥有思考的意识，无法设想是否还有其他的世界，更没有任何理由去思考这一点。

当然，在出生前，我们也可能受到损害，比如由于遗传因素、营养不良、意外事故或母亲使用毒品等。在此，先假设一切顺顺利利，我们得以正常发育。根据前文的动机模型，此时的我们属于纯粹的动机类型 C。用"连接感"来形容我们的状态还远远不够，因为这时的我们还不存在"自我"，还没有"个体意识"，我们尚且无法将自己与母亲分清，更不必说去感知外部世界，并与之形成相互连接或彼此疏离的感觉了。此时，我们浮游于真正意义上的"浑然一体"之中，也是一种近乎"天堂"的状态：被无微不至地滋养、照料着，不想去任何地方，也不必逃离任何地方，只是活在此处，活在当下。如果可以听我们的，我们会愿意让这种状态永远持续下去。其实还不可能“听我们的”，因为我们全然不知“生命”为何物，也不知道将面临怎样的一生。但是，这个“天堂”似乎也只是一个过渡阶段，我们甚至还没有真正降临到这个世界，就已经被不可避免的变化裹挟向前，而接下来要面对的，则是一场震撼的冲击。

突然之间，那种纯粹的“无所求”状态一去不复返了。随着出生，我们被剥离出“浑然一体”的世界，与那里挥手告别。压力，在一瞬间取代了天堂般的安逸。曾经温暖舒适、“食物”源源不断的环境不复存在，当我们饿了、疼了或需要帮助，必须得哇哇大哭才行。如果没有额外的保护或衣物，我们会感到寒冷。几乎面对所有事情，我们都需要帮助。尽管我们在母亲的子宫里已经经历了惊人的成长，并且学会了不少东西，但对这个外部世界，我们远远没有准备好去面对。与动物界相比，人类即使经历了相对较长的孕期，在出生时依然是不成熟的，而这恰恰是一件好事。

我们降生到这个世界时，虽然相对而言是无助的，也毫无自卫能力，但正是这种“未完成状态”成为了巨大的优势。因为在这一刻，我们身上就已经潜藏着惊人的适应能力。然而，要发挥这种适应能力，激发内在的潜能，并最终成长为独一无二的个人，我们就需要外界的帮助，同时也需要一定的压力。这两者缺一不可，益处多多，而且都深深嵌于我们的本能之中，只有彼此相辅相成，才能满足进一步成长的基本需求，也才能助益身心健康。

为了充分发挥我们的潜能，我们需要外界的帮助以及一定程度的压力如果被完全孤立，我们会枯萎凋零；同样，如果生命中从不面对挑战，我们也无法成长。缺乏挑战，意味着没有学习的动力，没有成长的驱动，也就没有促使大脑拓展潜能的理由。倘若既无压力，也无外界的关爱，我们的大脑将会停止发展，而我们自身也将随之衰败。幸运的是，这种情况通常不会发生。

谈到外界的帮助，最初当然主要来自母亲。脐带被剪断后，母亲仍为我们提供食物、关爱和安全感。从神经生物学的角度来看，催产素在这个过程中发挥着至关重要的作用，就像是一根来自幸福时光的激素救生索。虽然我们已经被“驱逐”出那个无忧无虑、应有尽有的子宫世界，但母乳喂养不仅为我们的身体提供养分，同时也满足了我们对连接感的需求，让我们在催产素的作用下感受到温暖和安慰。皮肤接触、抚摸、轻拍、拥抱等身体接触都会促进“幸福激素”催产素的分泌，创造出幸福感。而这一机制不仅作用于婴儿，母亲同样会因这些亲密互动而释放催产素。毕竟，关系的建立总是需要双方的参与和互动。

催产素是最重要的连接激素之一，它具有缓解焦虑和减轻压力的作用，甚至在我们出生时就已体现出重要的意义。就像其名字的来源所表达的那样，希腊语中的 oxytocin 意思是“轻松或快速地分娩”。从对母体的生理依赖过渡到母婴之间的心理社会关系时，催产素提供了必要的信任，甚至是初始信任感。在婴儿出生后，催产素促进了母婴之间强烈情感纽带的建立，这种关系不仅有助于我们的生存，甚至可以说是我们生存的前提。多么巧妙啊，这种激素不仅具有前面提到的情感作用，而且能够通过下丘脑 - 垂体通路释放和调节（机制较为复杂，在这里无需深入探讨），引发子宫在分娩时的收缩（被用于所谓的“催产素滴注”——当需要人为干预子宫收缩以促进或调控分娩过程时）。除此之外，催产素在哺乳过程中同样发挥作用，通过刺激肌上皮细胞，促使乳腺泡排出乳汁（许多母亲在听到自己孩子的哭声时就会触发催产素的分泌，从而引发乳汁分泌，俗称“奶阵”）。最后，催产素还与我们所说的“鸡皮疙瘩时刻”有关，当我们经历某种感动的瞬间，催产素会促使皮肤上的汗毛竖立。

总而言之，催产素具有多种情感和生理功能，而这些功能几乎都与母婴关系这一原型密切相关。值得一提的是，男性同样会经历“催产素时刻”！此外，还有一个令人惊叹的发现——当我们感到“心里暖暖的”时，不仅是一氧化氮（NO）的释放在起作用（如前文所述），在数年前，科学家们发现人类心脏中也“独立”存在催产素系统。这一发现着实令人振奋，但也仅仅是未来深入研究的开端。

此外，催产素还能改善婴儿机体的功能和适应能力，特别是中枢神经系统的发育。出生后的世界比子宫环境更加复杂、充满压力，而催产素有助于新生儿适应这种巨大变化。不仅如此，催产素的作用不只限于分娩前和分娩后的短暂时间，它在我们整个人生中都至关重要——帮助我们建立和维持社会关系，激活大脑的奖励系统，并且在很大程度上赋予我们生命的价值和意义。

在生命的最初几周乃至之后，另一个重要的肽类激素是催乳素[1]。催乳素不仅促进怀孕期间乳腺的生长，还能刺激

---

1 催乳素（prolactin），腺垂体催乳细胞分泌的多肽激素，具有促进乳汁合成和分泌的功能。其分泌主要受下丘脑释放入门脉循环的多巴胺抑制性调节，以维持血中催乳素的生理水平。

免疫系统，发挥抗焦虑作用。正因如此，性爱对健康也有益处。因为在亲密行为和高潮后，催乳素水平会显著升高（这一点也适用于催产素——在伴侣关系中，催产素的作用使伴侣在性爱后显得更加完美、更加契合，似乎像是命中注定，同时彼此的亲密感也有所增强）。在此过程中，我们的整体幸福感提高，感到情绪愉悦。不仅如此，催乳素还在压力调节中发挥着重要作用，也是一个衡量压力状态的关键指标。我们出生后，动机类型A和动机类型B（“想要”与“回避”）正式进入我们的生活，相应的神经递质也随之产生。正如我们之前所见，这些神经递质有时会彼此协同作用。例如，“想要”的主导神经递质是多巴胺，它也能提升催乳素水平。催乳素有时会促进健康（如前文提到的性爱），有时也与压力相关，这让其在某些情况下会使健康风险升高，尤其是当压力变成慢性压力时（不错，从理论上看，性爱中过大的压力也可能产生负面影响）。

然而，催乳素还有另一个特性，这使其在神经生物学领域尤为重要，引人关注。催乳素能够增强神经元的髓鞘化过程，也就是说，它有助于髓鞘（神经的绝缘层）包裹已被激活的神经通路。借助这种机制，催乳素提高了相关神经元的传导能力，使处于使用状态的神经通路与周围环境更好地隔离。这样一来，特定的神经兴奋模式得以在中枢神经系统中得到巩固，催乳素也由此在一定程度上保障大脑具备神经可塑性，帮助我们牢记复杂的感知体验。换个角度来看，这就意味着：从生命的第一秒起，我们的大脑中就开始留下痕迹，不仅如此，大脑还越来越多地受到我们关于外部世界经验的塑造及影响。

在生命的起点，催产素和催乳素共同支持并满足了人类与生俱来的两大基本需求：一方面是对亲密和安全感的需求，另一方面是对新事物、前行与发展的追求。这两个系统——依恋系统和好奇心系统，都是与生俱来的，成为贯穿我们一生的“指南针”，我们总是在两者之间寻求一种平衡，寻求一种在自由和安全之间适合自己的最佳组合。这种平衡并非一成不变，其形成过程很少单纯由基因决定，就像我们的大脑或未来的健康状况一样，形成相当个性化的发展。对这一点的确信，只需我们踏出家门便能发现：有些人天性狂野、冲动，极具冒险精神，将自由、自主和成长视为至高无上的目标，怀着无畏的好奇心、快乐和激情迎接未知世界，其中有些人最喜欢被族群支持的感觉，或许会成为团队的领袖，而另一些人则倾向于做独自奋斗的独行侠，凭借自己的力量去追求幸福；还有一些人，比起外面世界带来的新奇事物，他们更加看重和谐与安全感，更愿沉浸在与关系亲近之人的共处之中，重视沟通，热爱集体仪式，正因如此，我们更可能在熟悉的环境中遇到他们，而不是在充满风险的远征旅途上，对他们而言，安全感、归属感、保护，以及社会关系网络才是一生中最重要的主题。此外，世界上还有约七十亿人的需求处于自由与安全之间的不同位置，而且这个数字呈现增长的趋势。

可能性的光谱极其宽泛，理论上甚至是无限的。而每个人的生命色彩如何呈现，完全是因人而异的，因为每个人都会经历不同的体验，逐渐习得不同的行为模式。这些模式可能来自父母的教导、对父母的模仿，或是在成长过程中被灌输获得，也可能受到兄弟姐妹、朋友、老师的影响。而在健康方面也可能受到医生的影响，即使是同卵双胞

我们每个人都在努力寻找最适合自己的自由与安全的平衡点

胎，也可能走上完全不同的人生道路。此外，时间因素进一步增加了复杂性，例如每个人一生中的成熟阶段。一切都在变化之中，一切都会在合适的时间如约而至。

尽管个体因素之间的差异极大，但是仍然可以找到一些基本的共性，否则这本书写到这里恐怕就要收笔了。在我们的胎儿期及相当早期的发展阶段，主要活跃的是边缘系统，尤其是下丘脑及脑干，这些大脑区域几乎完全与自身的生理机能紧密相关。毕竟，那时对我们来说，外部世界几乎还不存在。通过与母体的生理连接，我们已经获得十分多样化的先期影响。例如，通过母亲的饮食习惯，我们熟悉各种味道，并在之后的母乳中再次识别出这些独特的风味。我们还能辨认出母亲的气味、声音，甚至在一定程度上记住她喜欢的音乐，如果母亲在怀孕期间经常听某些旋律或哼唱某些歌曲的话。在我们后来识别和储存这些复杂感知内容的过程中，催产素和催乳素再次发挥了作用。此外，母亲感受到的压力也会对我们产生影响。母体中的皮质醇可以通过胎盘进入胎儿体内，影响其免疫系统，这可能会增加日后患哮喘或过敏的风险。

尽管如此，我们的大脑在这个阶段主要专注于内部过程——毕竟，光是身体内部的发育就已经足够复杂了，想想看，这一切最初都仅仅始于一个受精卵。而由于我们胎儿期的感知主要是以身体为中心的，当我们来到这个世界时，这一点也自然而然地得以延续。

事实上，在我们的生日最终得以确定，我们的生命被统计人员和户籍管理部门正式记录之前，就已经发生了许多重要的事情。那么，出生后又会发生什么呢？从神经生物学的角度来看，大脑皮质逐渐登上舞台，开始发挥越来越重要的作用，或者说大脑皮质自己成为舞台，尤其是通过我们的关系体验，先是与母亲、父亲建立联系，随后逐步扩展到更广阔的世界，直至我们的整个生活环境。此时，无论这一过程是快还是慢，都不可阻挡地揭示了一个事实：我们是社会性生物，我们的大脑是一个具有社会功能的器官。现在，所有的经历都与外部环境息息相关，被嵌入某种情境之中，没有任何事情孤立地处于真空状态下，不仅对我们的肺部而言如此，对整个生命来说亦是如此。

这一点也体现在我们的自我觉察上，即我们越来越清晰地将自己与他人、与外界区分开来。逐渐地，一个“自我”被塑造成形，这一过程最初仍主要与身体感知有关。随着时间的推移，意识的形成愈发重要起来，最终在某个时刻，这种意识将发展为真正意义上的“自我意识”。然而，从生物学角度来看，在这之前仍要走过一条漫长的道路。首先，孩子（“小汉斯”）必须走向世界（动机类型 A），最终成长为一个独立的个体（“大汉斯”），换句话说就是融入社会。年轻人在某个时刻离开父母、家庭的庇护，或许会认为自己正在征服世界，但是从生物学角度来看，恰恰相反，事实是世界在塑造他们。通过期待、成长和内在奖励（类型 A），以及压力（类型 B）的交替循环，个体在神经可塑性的调节下逐渐适应了环境，当然这一切都要感谢多巴胺。最终，每个人都会更加融入属于自己的世界。

这短短几行文字概括的内容，在现实中却是一条漫长的道路，既充满奇迹又布满荆棘，而无论如何，这条路从来都不是一成不变的。所谓的“社会化”“自我塑造”，可以说都要求我们“全身心”地去参与，需要投入大量的时间和精力，因为在成长的过程中，面前不断涌现出新

成熟：我们在世界中的位置究竟在哪里

挑战，还有诸多有待解决的矛盾。我们努力在这个世界上找到自己的位置，时而满怀激情与冲动，时而徘徊在战斗或逃避之间。我们试图通过成就、学习来彰显自我，或是通过遵循或反抗传统、仪式、社交圈子，甚至是通过 WhatsApp 群聊来让自己寻求归属感。我们的意识在探寻各种表达方式，尤其是通过语言的方式。语言不仅促进了交流，而且使沟通更加顺畅，比如您现在正在阅读的这本书。然而，与此同时，语言也可能导致误解与冲突的出现，因为语言拥有无比强大的力量，在不同的方向上延伸其影响力。

人生道路起起伏伏，时而陡峭艰难，时而平缓轻松，时而跌倒受挫，有时又要面临难以承受的负担。这种状态不仅出现在青春期，特别是在人生的中期——大约从 20 岁后半段到 50 岁后半段这一漫长的阶段，更是不得不面对一波又一波的压力。我们忙于建房子、养孩子、拼事业，人生仿佛被压上了沉重的担子，让我们时常深切体会到负荷之重。走到这一步，我们已经在生活中投入了大量的时间和精力，同时也有了值得珍惜和害怕失去的东西。我们不得不努力维护已经取得的一切，为之奋斗，甚至要奋力捍卫。然而，长期的高压状态使健康风险升高，特别是在这个人生阶段的后半程，患病的可能性大大增加。此时，类型 B，即以压力应对机制为主导的状态，占据主导地位。我们不断在生存模式与短暂的喘息之间挣扎，从下班后的片刻放松，到偶尔的“养生周末”，再到短途旅行。这一阶段可能充满艰辛，不仅仅是生理上的挑战。从整个生命历程来看，这段时间常常被形象地称为“泪水之谷”。好消息是：其后的生活会重新呈现向好发展的趋势，统计数据显示，到了 65 ~ 75 岁，人们的生活满足感将迎来新高峰。

当我们成功度过充满压力的“自我塑造”阶段，真正完成了这一人生旅程，在晚年时，动机类型 C 会向我们招手，迎接我们的到来。这意味着我们终于可以回归自我，不再执着于追求成为“谁”，而是可以单纯地做自己，此时就达到了真正意义上的“自我觉醒”。我们开始进入收获时节，收获那些在过往人生阶段中播下的种子所结出的果实。与此同时，“自我意识”逐渐淡化，退居幕后，不再像以往那样占据核心地位。曾经用来保护自我的防御机制、盔甲与武器，如今也不再那么重要。对每个人来说，这种淡化的程度可能有所不同。但是总体而言，我们会更容易接受现实，学会放下，从而收获更多内心的满足与安宁。即使随着岁月的流逝，身体不再像年轻时那般硬朗结实，这也并不必然意味着幸福感会随之下降。即使客观的身体状况可能在走下坡路，但主观上的幸福感未必会随之下行。

尽管这一切只是一个理论模型，但是它或许能够形象地解释，为何“不执着”以及深层连接感会在晚年时再次出现，仿佛一个从出生之前就开始画的圆终于完成生命的闭环。在北美原住民部族纳瓦霍族（Navajo）的文化观念中，祖母被视为整个家庭、家族，甚至整个部族的“黏合剂”。年迈的人不会因为身体机能的下降而被社会边缘化，反而被推举至族群的中心，因为他们守护着家族传统，帮助孩童了解自己的文化根源，在年轻一代承担生活压力和家庭责任时，维系着整个家族的凝聚力。祖辈不仅是文化的承载者，更是智慧的守护者，承载着家族、村庄，乃至整个部落的精神命脉。想想看，在你的生活中，谁是那个扮演“部落长老”角色的人呢？或许正是出于这个原因，祖父母与孙辈之间的情感纽带尤为重要、深厚，也格外特殊。

自生命伊始，我们的大脑就是汇聚一切信息的核心，神经可塑性可以对直至终点的完整生命阶段进行解释。即使步入退休年龄，我们的使命也不会在某一天戛然而止。从这个角度来看，“成熟”本质上可以被理解为一种长期持续的适应过程。在出生前，我们处于一个相对封闭的环境，一切感知主要发生在内部，因此在这一阶段，边缘系统和脑干与身体的联系尤为紧密。然而在出生之后，我们的个性逐渐受到外部世界的影响，并在大脑皮质的塑造下日益成形。独一无二的性格特征，就反映为神经信号在不同脑区之间被接收，并被传递、反馈。

成熟的过程体现在大脑的发展变化之中

大脑最令人兴奋的一点在于，尽管人在一生中不断发展和变化，但我们面对的始终是同一个个体，这种变化也体现为神经可塑性，因为生命中的重要经历会在大脑中以神经兴奋模式的方式得以铭记。在童年和青春期中，探索欲和冒险精神可能是塑造个性的关键因素；在成年后，压力和错误规避开始占据主导地位；而步入老年后，满足感与从容心态逐渐成为关注的核心。无论成熟的过程如何演变，都会反映在大脑的发展变化之中。

当然，前面所描述的过程几乎可以被看作“理想化的人生历程”，但现实中每个人的经历可能大相径庭、截然不同。很遗憾，这是毋庸置疑的事实。请您不要误解我的意思：此处并非要描绘一个脱离现实、浪漫化的人生轨迹，更不是在冷漠地假设人生的画卷就必须如此展开。事实上，许多人从出生甚至更早就没有理想的起点！然而，我的科研工作中往往会涉及涵盖大量个体、较长时间跨度的数据，作为神经科学领域的基础研究者，必须要识别其中存在的规律、框架，以及统计学层面的可能性和模式。

2016 年德国技术健康保险关于压力的研究结果也支持了成熟模式的观点。该研究清楚地表明，每一代人都有自己的（主要）压力来源：18 ~ 29 岁的人群，职业或教育作为压力来源，占据压倒性比例；30 ~ 39 岁的人群，最大的压力来自对自己的高要求，尤其体现在子女教育方面；40 ~ 49 岁的人群，私人矛盾成为首要压力来源；50 ~ 59 岁的人群，最常见的压力来源是亲友的重病；60 ~ 69 岁的人群，最大的压力来源是照顾需要护理的亲属。而一个引人注目的数据位于 70 岁以上的人群：约 40% 的人几乎没有任何压力，至少他们不认为自己承受着令人不堪重负的压力。我仍然可以继续列举其他调研结果，尤其是在国际背景下采用复杂的科学方法获得的数据，以便进一步证明这些观点。然而，我还是点到为止吧，毕竟您并不期待艰难地“消化”枯燥的学术论文或专著。

如果我们所描述的这种适应能力能够始终如一地伴随我们的一生，外部影响也始终存在（并且可以被证明），那么自然会引出一个相关的问题。就像神经可塑性一样，随着年龄的增长，我们思考的问题可能会减少，或者说这些问题变得无足轻重，但问题却是源源不断的，永远不会完全消失。无论如何，此刻我们必须面对的问题是：如何实现对所有复杂过程的调控呢？这种控制能在多大程度上进行？我们自己又能施加哪些影响，来改善自身的健康状况呢？

自我调节和控制——概念的简要说明

为了避免混淆或失去主线，在此有必要澄清一些关键概念，在不同的科学领域，这些概念的使用并不统一。术语使用的混乱不仅让外行而且也会让专业人士感到困惑。

在我们探讨自我修复这一现象时，对自身调节（Autoregulation）、自我调节（Selbstregulation）和自我控制（Selbststeuerung）这三个概念的区分至关重要。本书的核心主题之一是压力，而应激反应正是自身调节的诸多例子中的一个。在我们的身体中，各种自身调节过程持续不断地在不同层面上进行——就像俄罗斯套娃一般，在不同层次上体现出相同的生物学原理：从伤口愈合、单个器官的血流调节，到大脑内神经递质的酶促转化等生理过程，均可以观察到身体的控制系统在进行调节。调节机制依靠电信号、神经递质、化学反应和物理反应等作用，甚至深入我们的基因层面——正如我们在一氧化氮持续释放的例子中所看到的那样。无论其复杂性如何，自身调节的核心始终是对不断变化的环境条件的适应性反应，简单来说，其涉及我们身体中能够自动恢复平衡的一切生理机制。如果您还记得“应变稳态模型”，那么自身调节过程就是生物学反应的核心组成部分。自我修复始终依赖自身调节机制，这在我们的日常生活中随处可见，例如伤口愈合（小伤口可以完全愈合，而严重的伤口痊愈后会留下伤疤）或感染恢复，就像在秋季感冒后，身体会自行康复。自身调节并不是什么神秘的能力，而是所有生命体的基本生物学特征。

自我调节的范围更广，应被视为一个总括性概念，它不仅包括生理过程，还涉及心理过程。简单地说，自我调节涵盖一切能够让身心重新恢复平衡的机制。除了生物学上的应激反应，自我调节还涉及主动应对压力，包括无意识要素和有意识要素。

自我调节——一切让身心重新恢复平衡的机制

相比之下，自我控制仅指我们可以有意识、自愿去掌控的部分。在论及控制可能性的问题时，自我控制当然是其中至关重要的组成部分，但是对我们所关切的内容来说，只关注这一点就会过于片面了。尽管自由意志本身相当重要，并在后续行为中扮演关键角色，但是自由意志本身既不会让我们更健康，也不会让我们更满足。

当我们谈论“自我控制”和“控制”时，就已经步入心理学的领域之中。但是，心理学的各个学派对自我调节的定义并不统一，有些学说完全忽略，甚至排除了生理层面的因素。但在“自我修复密码”的框架之下，我们强调身心的统一，因此，自我调节永远不能脱离身体来理解。基于这一点，我们倾向于采纳神经生物学所使用的定义。

自我修复需要生理与心理两个方面，兼顾身心才能确保描述和理解的完整性。正常运行的自身调节过程，是我们健康的生物学前提，可以被视为自我修复的基础。然而，我们的存在不仅涉及身体或身体功能。在新生儿或动物身上，身体组成（也包括情绪）占据主导地位，与他们不同的是，我们在生命的发展过程中会逐渐提升认知能力（也包括控制能力），意识也越来越居于主导地位。有一点使我们真正区别于地球上所有其他拥有大脑的生物，即新皮质的发育程度，及其融入我们生命的深度。我们成为了一种身心合一的生物，并且始终保有这种特性。

我们天生就具备自我调节的能力

我们拥有与生俱来的自我调节的能力，但是这种能力越来越容易在生活中丧失。比如，我们逐渐荒疏了觉察身体反馈的能力，无法正确解读身体发出的信号并积极地将其用于改善自身健康。我们会忽视或误解身体的警示信号，并固执地保持着不健康的生活习惯。这体现在我们应对工作压力的方式中，体现在即便上楼梯时气喘吁吁却一次次推迟戒烟，也体现在面对逐渐加剧的背痛是否会选择休息或适量运动。

这些现象背后的原因在于，我们识别和掌控自身状态的能力不会凭空降临。有时，意识的优势也可能成为一种陷阱。因为，自我调节能力，以及由此延伸的自我修复能力，会受到诸多外部因素的干扰，尤其当我们处于这样一个节奏加速、喧闹嚣杂的世界当中时。因此，我们需要重新学习这种能力并将其内化，而这也意味着，这种能力是可以被学习、训练、主动塑造的，随时能够重新回归到我们的生命之中。

所以，自我调节能力还包括学习能力，即学习如何有意识地利用自身调节（如应激反应与放松反应）来促进健康，提升幸福感。这正是自助与自我关爱的核心意义和目的所在，欠缺了这两者，自我修复则几乎称为空谈。

在神经生物学的语境下去理解学习能力，其实就是神经可塑性，学习能力的概念又径直将我们引领回大脑，尤其是“认知大脑”，即那些我们可以有意识地主动影响的脑区。正是谈到这里，我们的话题逐步过渡到控制与自主责任。毕竟，人类的大脑，不仅赋予了我们权利与可能性，也同时向我们施加了义务。

第三章

开启您的心智——身心的积极联结

心智最重要（mind matters most）——让我们再次回到这句话，或许您可能已经注意到，这里的表述并不是“大脑最重要”（brain matters most），而且本章的标题也不是“开启您的大脑”。英文单词“mind”的含义更加广泛，其所描述的不仅仅是大脑的活动。虽然“mind”翻译为“精神”或“心智活动”更为精准，本书中为了简洁性也会在多数情况下采用这样的翻译，但是简单表达也会导致忽略一个相当重要的方面。

古印度、中印度的巴利语（Pali）是一种与梵语相近的语言，尤其在佛教经典和宗教仪式中具有重要地位。巴利语中有一个词叫“chitta”，不仅有精神与思维的意思，同时还有情感和心灵的含义。在这种语言体系中，“心”与“脑”是不可分割的，在提及一方时，也必须同时考虑到另一方，这恰恰契合“mind”在本书中所蕴含的意义。因此，在德语中，我们在使用“Geist”（精神）一词时，也不应仅仅将其理解为认知能力（如学习、记忆或计划），而应当同时包含心灵、情感和灵魂的维度。类似的内涵在“mental”（精神的）或“Mentalität”（精神状态）等概念中也依稀可见。

在成熟的过程中，这种互动关系已经有所体现。虽然我们的大脑及随之发展的意识逐渐成熟，但这并不会自动让我们成为理性人。尽管大脑为我们提供了诸多认知可能性，但我们仍然有感性的一面。我们始终受情绪波动的影响，经历着瞬间的冲动和长期的情绪。爱、悲伤、愤怒、同理心、厌恶、恐惧、惊吓——所有这些情绪或感受，无论是正面还是负面，实际上都与我们的器官功能密切相关，这些功能受到自主神经系统的控制。情绪的产生与前文提到的神经递质有着紧密的联系。

神经科学和心理学对情绪和感受也采用了不同的定义。哲学也使用“情绪”的概念，通常将其理解为一种心灵波动，并且自古以来就始终存在关于身心二元问题的讨论。我们究竟是物质和 / 或精神，以及为何会如此——对于这些哲学问题，我们就不在此继续展开，也无法下一个定论。那么，我们就遵循日常语言习惯，将情绪和感受作为同义词来使用。

然而，这并不意味着我们会忽视情绪和 / 或感受，恰恰相反，我们会给予其充分的关注。

情绪、“情感记忆”与“无意识的力量”

情绪的历史比压力短得多——我们在单细胞生物中已经能够观察到类似压力的机制，但并没有发现情绪的存在。无论如何，情绪比人类出现得还要早。如果你曾亲眼看到过觅食松鼠的好奇心，猫咪撒娇时的依恋，或狗狗面对“假装”投掷木棍时困惑的眼神，就一定能够理解情绪的久远历史了。从严格的学术视角来看，这些描述只是进行了归因，而没有证明情绪的存在。然而，我们简短提及动物界的情况，是为切入人类所面对的类似话题。

当我们在道路上以仅仅几厘米的距离与车祸擦肩而过，肾上腺素的冲击就会涌过全身；当我们刚刚坠入爱河时，伴侣的气息或声音能让我们飘至云端，真真正正地失去了理智；在看到霉菌时也会立即感到恶心与不适，当然，除了正准备在集市上品尝自己喜欢的蓝纹奶酪的时刻。这些情绪反应都是通过我们中枢神经系统的自主神经部分产生的，所以，我们的大脑，特别是边缘系统，也参与了情绪调节的过程，这个过程通过自身调节机制作用于身体的不同层面。情绪总是与身体反应相关，在这个过程中，大脑的参与不可或缺，其背后有着和应激反应所呈现的相同的生物学原理。这里涉及迅速反应，在许多情况下，认知控制会显得过于缓慢——就像在我们意识到潜在危险之前，车祸就已经发生了；在走过可能成为伴侣的人身边时却毫无察觉；也可能吃下了变质的食物，全然没有意识到霉菌对健康的危害。如果没有情绪的迅速身体反应——猛然睁开眼睛、心跳加速、喉咙紧缩，那么在许多重要甚至生命攸关的时刻，我们将会错失关键时机。这些警告信号通过我们的感官（例如火焰的气味通常不会或不应该出现在某处）被迅速处理，通过大脑进行迅速连接，从而迅速有效地作出反应，此时还无关情绪。这些过程是在无意识的状态下进行的，却通常伴随着强烈的情绪，目的是让自己和他人做好应对潜在危险的准备。

情绪对生存发挥着至关重要的作用。至少从进化的角度来看，这已得到了验证。然而，失控的情绪也可能成为障碍，尤其是在全新的情境中，身体还没能较好地适应时。这时，如果我们能够冷静地权衡，而不是仅仅跟随情绪反应，可能会更有

情绪对生存发挥着至关重要的作用

利于自身生存。在与基本生理需求相关的所谓深层情感中，我们并不容易做到冷静权衡（这也是进化的结果），总的来说，在生物学层面，情绪控制是可行的，而且某些方面也是可以习得的。所以，情绪并非完全无法控制。您可能已经猜到，在论及情绪控制的话题时，大脑再次成为了焦点。由于许多强烈的情绪反应，无论是积极的还是消极的，都会伴随心跳加速，人们很长一段时间都认为情绪的源头在心脏，这种设想偏离了实际情况。心脏的跳动是生理反应的一部分，而大脑才是情绪控制的真正指挥中心，大脑在身体、精神和情绪互动时发挥着核心作用，是其中活跃并且可被激活的连接纽带。

脑结构在发展过程中会得到来自身体经验的塑造，成熟的过程即是如此。尤其在生命初期，情感色彩尤为浓厚，甚至完全被情感主导。大脑会接收、处理并存储来自身体的信息，当我们初次经历某些事时，这种“记忆”功能会特别强大。婴儿时期的经历往往与强烈的情绪相关，并且 / 或许能够归因于身体感受。这些经验会格外清晰地烙印在记忆中，比如，安全感中的欢笑和幸福、对被抛弃的恐惧、学会爬行等新技能时的喜悦，或说出第一句话时他人的惊喜反应。

我有意将“情感记忆”用引号标出，因为它不像背诵诗歌、解谜或追忆往事那样，不属于认知过程。在生命最初的几年里，我们的意识并没有发展得足够成熟，因此，往往无法刻意并具体地回忆起生命早期的事件，也无法得知我们的情感反应从何而来。这仍然是一种感觉，无法用理性去解释，至少不能仅仅依靠理性来解释，但这种感觉常常如此强烈，以至于无法忽视，因为它依然在影响控制着我们。

来自奥地利的西格蒙德·弗洛伊德（Sigmund Freud，

1856—1939年）是精神分析学派的创始人，同时也是一名神经科医生。他曾提到“无意识的力量”，在此我们不细说迄今为止关于这个概念的讨论，但这个表述与那些很早就烙印在大脑之中的情绪相关，这些情绪面对有意识的情感控制进行着顽固抵抗。因为，即便在童年时期之后，我们所做出的许多决定也并非理性思考得来的，而只是凭直觉，或者说来自情感大脑的决策，因为情绪就扎根在那里。

关于大脑如何储存情绪的问题，目前尚无定论，这可能也间接回答了关于无意识的问题。一方面，因为神经科学在这一领域仍处于起步阶段；另一方面，通过影像学技术，我们目前已知不同的情感与大脑的不同区域相关联。从释然到嫉妒、从感激到痛苦、从喜悦到钦佩直至希望，情感范围相当宽泛，对如此宽泛的情感范围来说，并不存在统一的情感中心，这也是几乎无法想象的。然而，我们可以确定的是，边缘系统，以及其不同的部分和功能性层面，不仅会参与情绪的处理和可能的调控，在理论上也发挥着控制功能，而且决定哪些情感和相关情境（即所谓的情绪背景）是异常的，应被保留在记忆中。那么，让我们再次提出以下问题：谁来决定什么是认知理性，什么是身体反应，什么属于心理精神层面或情绪层面呢？请您相信我，大脑并不理解这种二分法，而是通过功能和生物学所期望的结果进行区分或组织。

确实存在一些常常“接触”到情绪的大脑区域，例如，在调控“情感记忆”方面，我们所熟悉的杏仁核（amygdala）就发挥了重要作用。在前文讨论动机类型B（回避）时，我们就已经提到过杏仁核，它是我们所谓的“恐惧中心”，并且作为边缘系统的一部分，与我们的身体紧密相连。当扁桃体识别到刺激并将其解读为恐惧时，就会立即发生身体反应：我们的心跳会加速，吓出一身冷汗，整个人进入到警备状态。

比如从神经生物学的角度来看，岛叶皮质格外有趣，它与厌恶感（还有和谐、共鸣和舒适感）以及对疼痛的情绪评估有关。此外，岛叶皮质还在身体信息处理过程中扮演重要的中枢角色，这些信息来自脑干、边缘系统，以及新皮质，而岛叶皮质具有将与身体和情绪状态相关的信息转化为具体行动的功能。该功能让岛叶皮质成为一座重要的桥梁，连接起种系发生学上的新旧区域，让自主神经系统和躯体神经系统彼此相连，因此，岛叶皮质可能也代表着一条通向“无意识力量”的途径。岛叶皮质还储存着内脏器官的“映像、及其当下的状态，所以也可能是所谓“腹脑”的位置（当我们有某种内在直觉或是受到体感的启示，又或者某些情感让“胃部不适”时，就会用“胃感”来描述）。

杏仁核与海马之间存在紧密的联系，这一点已不再是推测，而是得到确证的知识。海马是大脑中对记忆能力至关重要的区域，因为其在将短期记忆转化为长期记忆的过程中发挥着决定性作用。杏仁核被激活的程度越强，对特定情境的记忆就越清晰、深刻。从另一个角度来说，情绪是决定事件是否会长期被存储于大脑中的重要指标。事后，情绪还作为“提示”或“书签”，帮助我们在必要时快速找到并激活已经深刻烙印在记忆中的情境（背景）和行为模式。虽然慢性压力和慢性焦虑状态可能会损害我们的记忆，但情绪和记忆通常密切协作，由此来确保我们得以生存。

情绪的作用至关重要，让事件被牢记在大脑中此外，科学还能够证明神经递质的参与作用。特别是在情绪激烈的事件中，去甲肾上腺素负责加强被激活的神经通路，并在神经细胞之间建立新连接。多巴胺也有类似的作用，尤其在与**欣然期待**及**积极学习预期**相关时，会强化神经通路。但无论是去甲肾上腺素还是多巴胺，既不能剂量过大，也不能持续时间过长，正如瑞士医学家帕拉塞尔苏斯所说，“剂量决定毒性”。而且，此处还需要设置一个开关键，即由一种神经递质来结束一个学习周期或学习体验，并在必要时给予我们满足感的奖励——例如乙酰胆碱或内源性阿片样物质。所有这些描述的，完全是记忆形成过程中的情况。在这一点上，我们所描述的图景似乎是协调一致并且具有说服力的。

然而，科学最大的困难在于难以给出普遍适用的结论，这与情绪领域中的个体差异息息相关。正如您已经了解到的，大脑会通过我们一生中的经验来进行自我塑造。那么，发生在未来的哪些事件会成为我们“情感记忆”的触发点，则完全取决于个人的生活历程。在这里，情绪上具有深远影响的事件当然不仅限于孩童时期，初恋、毕业、分离、结婚纪念日、生日庆祝、职业成就，甚至像福岛核事故或九一一事件——所有这些都与情绪有关，都深刻地烙印在我们的脑海。这一切可以随时改变生活前行的航道，时而加速，时而减缓，开辟新航线或返回旧航道。

情感会帮助我们在生活中找到方向，面对不断涌入的信息，根据其意义和重要性进行排序。生物学上，我们并不擅长在回忆时对曾经学到的事物进行精准的情感复刻（而这也是件好事——促进我们能够去学习并“更新”）：至少通常而言，每一次回忆都会在某种程度上（至少一点点地）覆盖和更新原始的记忆内容。而未来也会出现类似的情况：我们同样不擅长去预测未来的情感。我们对未来在特定情况下所产生情绪的假设，总是基于当下的现状，如果我们将其视为未来会切实发生的事（这里指的是从未来的角度来看——而其在此刻自然是真实的！）至少不够准确，甚至可能是完全错误的。

然而，我们的情绪仍然会影响自身在未来的经验，因为所有这一切，“小鹿乱撞”、心碎的感受或是听到最爱的音乐时心潮澎湃，都必然对我们的行为举止、生活方式和身体健康产生影响。

情绪与期待之间的行为——持续壮大的思想力量

当然，我们不会一直停留在出生时的状态，即纯粹依赖身体或主要由情感驱动的生物。否则，您现在就不可能拿着这本书，对字母和单词组成的上下文连贯地阅读和思考。

在社会化的过程中，我们学会了所有被称为能力、技能和才华的东西，也拥有了信仰、习惯和期待，形成了自己的个性和生活态度。这样，我们就将天生的或“内置的”人格部分（回想一下“默认设置”和“基本配置”）与后天习得，以及个人经历的部分相互结合在一起。人类的生活不再像动物、植物或更简单的生命形式那样，仅仅围绕几个核心的基本需求了。随着大脑新皮质的影响力逐渐扩大，人类生活变得越来越复杂。除生存和存在的需求外，还出现了诸如对连接感和关系的需求，以及对成长的需求，在身心层面皆是如此。

前文已经提到，经验从第一秒开始就塑造并影响着我们的大脑，严格来说，其塑造和影响的是我们的觉察，因为最

不是生活变得更复杂，而是我们对生活的觉察变得更复杂

终进入我们大脑的只是那些反映身体与外部环境互动的刺激和信号。在相应的大脑区域，这些觉察会被处理和解释，然后可能会产生适应性反应，比如催产素分泌带来的愉悦感，或者多巴胺分泌之后对行动、发挥创造力或实现成就感的欲望。可以说，最终在神经可塑性上产生影响的是我们的觉察。

从这个角度来看，变得更复杂的并不是生命本身，而是我们对生命的觉察变复杂了，或者说是我们所打开的“觉察窗口”变得更大了，通过窗口接受和容纳的东西更多了。对于这一点，我们能够也有必要去理解，这是一个非常个性化的事件。依据我们在环境中所感知到的正常或合适的行为，我们会越来越多地去调整自身的行为。大脑中不同区域中的镜像神经元使我们能够模仿“对方”或“他人”，并且从一开始就为我们提供了巨大的学习助力。从伸出舌头到学会走路，镜像神经元系统（这个系统在 2005 年之前才在猕猴身上被发现，其秘密至今仍未完全解开）都在帮助我们。而且更重要的是，它似乎还帮助我们解读对方的情感，真正与他人产生共情，从而可以在情感层面与其他个体建立实时连接。尤其是当我们可以直觉地感知到，谁是友善的，谁又是应该躲避的，这种感知可能会性命攸关。

在我们的脑海中，觉察区域与运动区域彼此连接，镜像神经元在这里充当了感知与行动之间的“桥梁”，促进双方产生情感共鸣。当两个人真正“同频共振”、有着相同的心态时，就可以想象镜像神经元正在发挥作用。（这也是为什么这本书没有传统意义上的“前言”，而是以“热身环节”作为“引言”。）只有当对方对我们有意义时，模仿才会发

生。因此，镜像神经元可能在树立榜样的过程中也发挥作用。在某种程度上，与此对应的一种能力是理解对方的情感状态及视角，而不是去“映射”他人并产生共鸣。我们称这种能力为“心智理论”，此时参与活动的脑区及其结构不同于镜像神经元：当我看着你时，我看到你在经历我所熟悉的某种状态或情感——因此我知道你感觉如何，但是我并没有感受到你的情感，也就是说，我们没有在共同的中心点相遇。我没有在模仿你，只是关注我自己。

镜像神经元似乎能够促进依恋关系的形成，而依恋关系是人类对社会联结的基本需求。这也让我们在电影院里感同身受，即使在理性上知道那只是一部电影而已，电影中的可怜农家女孩不必悲伤，她最终会得到王子的倾心。就算这样，我们仍然会眼含泪水，深受感动。

荒谬的是，正是这种对社会联结的需求，渴望在某种程度上融入某个群体，推动了社会化过程艰难前行，并且在自我塑造的过程中，使我们逐渐不再将关系完全交由纯粹的情感来支配，而是越发想要控制这些情感。我们面临着越来越复杂的期待、判断、评价、信念、习惯、仪式、传统，也包括理性、伦理和道德观念，直至对信仰和精神的思索——我们必须设法去应对这一切，找到自己的位置。这种过程的发生既可以自然而然地进行（因为我们生活在社群或家庭中，传统或“文化接力棒”自然而然地从上一代传递到下一代手中，就这样一步一步地薪火相传），或经过一场真正的斗争来实现。这样的斗争和突破是必要的，尤其有时为了民众的福祉，传统需要被重新审视、延展或不时被调整。无论如何，我们在一生的历程中越来越多地受到外界的塑造：家庭、朋友、邻居、社区、学校、工作、社团、政党，等等。所有我们（必须）融入的社会系统，共同影响塑造着我们。如前所述，我们的生活和对生活的觉察变得越来越复杂。

不可避免的是，并非我们做出的每一个决定、每一个行为举止都是完全理性的，也并非总是从维护、促进健康的角度出发的。首先，我们必须了解这些健康的视角；其次，我们处在紧张的场景中，被教导、劝说、评判、施压、诱导——最终，决定权更多地掌握在自己手中。随着年龄的增长，我们也可以在更大程度上将意识用于关注自身的健康。在此可以辨识出哪些想法、决定和行为在当下是正确的，以及哪些行为在中长期被证明对我们有好处，能对健康有所助益，还有一些事情不仅对个人，而且对群体、家庭、社区，甚至于整个“大局”都有益。从生物学上看，这些想法、决定和行为都值得去追求，并且会在神经生物学层面上获得奖励，让人感觉良好。此时，注意力、正念、个人的成熟度和经验，都会帮助我们进行区分和辨识。因此，我们的思想并不总是自由的，但也许会在越来越多的时刻是自由的。思想的力量难以估量，不幸的是，负面想法亦是如此。

平均而言，每天会有大约 5 万个想法进入我们的意识。其中 98% 是在重复过去故有的想法，80% 的想法是关于那些我们无法改变的事件——过去的失误、恶语、愚蠢的行为，或是关于那些尚未发生、也许永远不会发生的事件的想法，即对未来的恐惧和担忧。相比于积极事件，我们更常回想起成长道路上的障碍和困境。绿色信号灯和顺风顺水似乎很快就被我们视为理所当然。值得注意的是：对我们而言是如此，而对于别人，我们往往能够看到他人生活中积极和幸福的方面。在科学中，这也被称为消极偏见（negativity bias），它表明中性或积极的事件对行为和思维的影响远远低于消极事件。例如，在社交关系中，对于每一次负面经历，我们需要大约5次同样好的正面经历，才能达到与其程度类似的积极效果，使关系至少恢复到平衡状态。

当然，1∶5的比例只是一个简化的表达，在现实中几乎无法验证。现在，您或许已经注意到，我常常将比例表示为图像，从而使其更加简明易懂，而不是作为绝对值或可以在个案中得到验证的数值：科学尚未达到如此先进的程度！即使这样的比例来自科学研究，比如是流行病学研究的结果（我们不能混淆鸡和蛋的关系）。当然，在一个正常“充满压力”的世界里，即潜伏着各种威胁的世界里，消极偏见也是一个生存原则。相比之下，在一个（可能是主动创造的或有意识习得的）受到保护的环境中，在理论层面甚至可以设想一种积极偏见（positivity bias）。

此外，似乎还存在一个规律：最初的、前期的经历通常比后来发生的类似事件更加令人印象深刻。这表明，时间因素或经历的先后顺序对我们的预期发挥着至关重要的作用：并非每一个事件都会产生同等的影响，或得到我们相同的评价——我们倾向于确认先前的经历或已经形成的预期。经历和预期，这两者可能是负面的或正面的，又或者是中立的——倘若其是中立的，通常并不会留给我们深刻的印象，也就不那么重要。我们通常称这种现象为确认偏见、选择性觉察或自我实现的预言：我们看到的是自己希望看到的东西（因为这符合我们的预期，而这些预期通常源于已经印象深刻或通过学习获得的经历）。如果这种预期是积极的，在医学领域中可以称之为安慰剂效应[1]，或将安慰剂效应理解为上文所描述的现象在医学上的体现，稍后我们会进一步就此展开讨论。

在此，我们首先要强调的是，即便是消极的想法，无论其基于自身经验，还是从他人那里获得，也都在我们的生活中扮演着重要角色。从进化的角度来看，适度保持怀疑确实带来了生存优势。那个远处的影子，会不会是一只剑齿虎？地上的究竟是一根树枝，还是一条毒蛇？只要我们不是对每一个影子和每一根树枝都疑神疑鬼，那么这种怀疑心态可能比任何人身安全保险都更务实。生命本身不就充满着潜在威胁吗？绝对如此！从生物学的角度来看，生存和感觉良好，哪个更重要呢？但是，等一下，我们要为这种持续的警觉状态付出何种代价呢？还有，在地铁里或超市排队，什么时候真的遇到过剑齿虎呢？

而且，我们还发现，即使自幼年时期开始就具有天生的好奇心，也难以适应变化，至少对很多人来说都是如此。一旦我们学会了某种行为，或者某种预期在大脑神经中得到固化，我们往往会坚持既有的模式。习惯会让大脑省力，让我们感觉良好，因为习惯带来安全感。然而，正是这些让生活变得简单的习惯，使我们顺从于习惯——而这些习惯，尤其是不健康的行为习惯，最终可能会滋生出“内心惰性”。一旦这种惰性真正长大，就需要付出加倍的努力才能克服。理论上，学习新事物永远是可能的，这一点已经得到了神经生物学研究的证明，但实际上这绝非易事。尤其是在我们处于

1　安慰剂效应（placebo effect），指因接受形似治疗而实质上并无治疗成分的处理（使用安慰剂）后表现出病情好转等治疗效果。

压力之下时，更是难如登天。有时，我们甚至需要经历一次沉重的打击，甚至一场彻底的危机，才能真正做好准备，鼓起勇气，调整方向，重新为自己的人生航行掌舵操盘。

糟糕的经历、消极的想法和形成的习惯，既是推动我们成长的重要力量，也可能成为我们前进道路上的拦路虎。这些东西并非毫无意义，但确实会引发压力。笼罩在愤怒和焦虑之中的我们，会越发容易陷入两者编织而成的恶性循环状态。在大脑相关区域中，我们不断强化和训练这些神经连接，提高了触发应激反应的频率和强度。这正是学习过程的棘手之处：我们不仅能记住正确的东西，也能牢牢记住错误的东西，如此一来就亲手开启一个恶性循环，让自己陷入消极思维、焦虑、慢性压力，以及会让压力飙升的负面行为之中。这种状态可能导致焦虑症、抑郁症、神经系统疾病、免疫系统疾病，尤其是心血管疾病，或者至少大大增加了罹患这些疾病的风险。

我们需要更多积极情绪

如果想让情绪力量为健康服务，那么结论其实很简单：培养更多的正面情绪！说起来容易，但积极乐观是无法强迫的。诸如“你就开心点嘛”这样的建议并不会带来什么帮助，还是要谢谢这个建议，虽然这确实收效甚微。那么，什么才是真正有效的呢？其实，在前文多个涉及不同生理层面的例子中，已经指导了解决方案：我们可以改善自身调节和自我调节的过程，从而给身体创造最佳的修复机会，还必须创造空间来感受积极的体验，同时要真正地亲身经历这些积极体验，其他任何人都无法替我们去完成。换句话说，我们必须让这些积极体验变为现实。常言道：“求善果，必先行。”

这里还有一个重要的认知，是我在健康促进与预防领域的科研和实践中反复验证过的（这或许也能消除对该领域的一个核心批评，比如有人认为，只有行为禁令才能促使人们有意识地做出有益于健康的改变，选择医学上对身体有益的生活方式）：任何计划中的对生活方式的具体改变，例如用一种医学上或健康上更有利的习惯来取代一种被认为有害的行为，只有这种改变是出于个人真实意愿时（动机类型A），才会真正成功并且能长久持续下去，这会让人觉得“我做到了，我能行！”即与自信心的增强产生了关联。新习惯必须让人感到愉悦，新的生活方式必须确实比以前的生活方式更好（或者至少不比之前的差）。否则，一旦外界的压力减弱，我们就无法长期坚持，最终威胁到行为的可持续性。这正是许多预防性健康计划、医学建议或医生关于“健康生活方式”的指导经常被低估的关键点（同时也解释了为什么这些措施和建议在科学上往往面临有效性争议）：真正有效的行为与生活方式的改变，必须建立在一个积极的、“有吸引力”的动机之上。我们必须愿意去做，并且在实践过程中体验到这件事的价值和意义，体会到随之而来的美好感受。比如，用来替代吸烟的行为必须在体验上同样“令人愉悦”，否则就无法真正发挥作用！

此外，除了动机、意愿（和“意志”）以及积极的情绪体验，还需要一个安全、受保护的环境，在其中可以毫无顾虑地尝试、练习、学习和内化新的行为模式。在神经生物学中，我们将其称为行为学习或操作性学习——在这种学习过程中，积极的情绪环境同样至关重要。新行为模式、积极情绪以及情绪环境三者共同作用，理想情况下，我们会将这三者一起学习并深深植根于大脑中。然而，医学、心理学和健康教育领域往往严重低估，甚至忽视了这一必要条件及其积极作用，甚至可以说，这种忽视甚至到了不能被原谅的地步。其实，这一点可能比“多运动一点”的建议或“赶紧戒烟”的催促更加重要。正因如此，我们往往需要外部支持，甚至是专业帮助：必须要创造并维护这个习得新行为模式的空间！事实上，我们每个人可能都在某些情况下体验过这一点，比如在度假时，我们可以毫不费力地体验一种不同的生活方式，甚至顺理成章地接受新的行为模式。而这一切，按照主流医学的评估和主观臆想的某些“证据”来看，似乎是完全不可能实现的！

让我们回到大脑这个话题。幸运的是，我们天生具备控制自身行为的能力。然而，如果大脑皮质过度压制边缘系统，我们可能会无法及时识别身体发出的警示和求救信号。长期依赖纯粹的认知理性来控制情绪，可能对身心健康造成损害，甚至引发疾病。其后果可能表现为典型的压力症状，如高血压、心脏问题、胃肠功能紊乱、皮肤疾病、过度疲劳，以及频繁感冒等。实际上，边缘系统与大脑皮质之间的平衡，或者更准确地说是两者的协调合作和相互作用，自我调节适应功能的关联运作，在我们的大脑中体现为顺畅的身心协同机制，这也正是健康的另一种定义。

因此，我们应该避免运用思想过度控制或忽视这种健康的平衡。所谓的“黄金中间值”并不是一个固定点或临界值，而是一个需要我们去探索和塑造的空间。所以，我们不应将这个空间视为一种规定，甚至是一种惩罚，而应先将其视为一种机会和可能性。原因在于，我们如何看待自己，以及如何评估自身的改变能力，会产生巨大影响，导向不同的结果。或许并非一切都取决于心态，但是毫无疑问，许多事情确实是内在观念的问题。

“注意力投向哪里，能量就汇聚到哪里。”对此我们已经有所领悟，精神心理过程的力量早已为人所知，体现在各种生活情境之中。单凭想象力，我们的身体就能产生剧烈的反应，在这一方面，早在公元前400年希波克拉底（Hippokrates，前460—前370年）就已熟知的典型例子便是假性怀孕。女性仅凭坚信自己怀孕的想法，就能让身体出现典型的妊娠症状，比如月经停止、腹部和乳房增大，甚至分泌乳汁，感觉到“胎动”，就算是医生都会对此信以为真。有些假性怀孕会持续整整九个月，有些女性在“预产期”时真的感受到宫缩和分娩阵痛，直至虚幻的妊娠征象最终消失。

身心一致是健康的另一种定义

我们的大脑还能够引发一些不太极端却同样令人惊叹的身体反应。这里要举的一个典型例子就是客房服务员（虽然“客房服务员”这个职业称谓已不太符合时代潮流，但“保洁员工”似乎也不妥）。研究人员告诉客房服务员应将自己的工作视为一项高强度健身训练，其中包括吸尘、擦洗、拍打枕头等动作。而在接下来的四周内，这组改变了心态的客房服务员平均减重1千克，并且自我感觉更健康了；另一组没有改变看待工作态度的同事则没有发生明显变化。不仅客房服务员，**许多运动员也会利用各种心理暗示来优化动作流程，模拟比赛场景，完善运动表现。**

让我们来看一个无意识的现象，或许您在某日醒来后也有过切身的经历。对我们的身体来说，梦境通常与现实没有区别：我们可能会出汗、感到肌肉酸胀，甚至是疼痛。尽管从客观角度来看，我们只是一直躺在床上睡觉——前提是我们没有从床上掉下来，或在梦中剧烈挥舞四肢，后面这种情况也有可能发生。

积极的生活态度与寿命之间的关系，这从美国一项针对护士展开的大样本研究中就可以看出。该项研究表明，**乐观、幸运和满足感会对免疫系统产生积极影响。**那些抱有更乐观生活态度的护士们较少受到慢性应激反应的影响，并且寿命也更长；相比之下，悲观的护士们，免疫系统则会更长时间地受到抑制，从而增加罹患免疫相关疾病的风险。严格来说，这里讨论的是相关性而非直接因果关系，但是大量类似研究，包括针对大规模人口进行的长期观察，都确证了积极生活态度（如乐观）对健康产生了显著影响。此外，一些实验研究甚至表明，乐观态度对免疫系统和心血管系统会产生直接影响。

乐观、幸运和满足感会对免疫系统产生积极影响

还有另一种广泛存在的现象，下面以急症药物为例来说明心理对身体的影响。无论是止痛药、抗酸药还是强心剂，都会产生让我们安心的效果，即使并没有真正服用这些药物。甚至坚信某个“幸运符”，也能产生类似的心理安慰作用。所有这些例子都揭示了我们内心蕴藏的巨大心理潜能，我们也将在后文中详细探讨安慰剂效应（参见第四章）。

在某些个案中，这种思维的力量可能看似是自然界的巧合，实际上却并非如此。事实上，有意识地影响自身的能力，就像应激反应、放松反应、情绪及认知能力一样，都是生物进化的产物，从一开始就内置于人类身体中。我们不仅有能力利用这些能力，也应该去利用，因为这正是其存在于我们体内的意义。然而，我们是否真正发挥这一能力，往往与我们的经验、教育和成长过程密切相关，更重要的是与自我认知有关，自我认知反映出我们是否相信自身拥有“内在医生”。尽管许多人仍然认为自我认知是固定不变的，但实

际上，自我认知并不是永远不变的静态结构，主动改变的可能性始终握在我们手中。

这一点颇为值得深思。

如何通过思想治愈身体——请抱有更多正念

那么，您当下处于什么状态呢？在此时此刻吗？还是和第一章中的“正常”日常情境类似？如果您在清晨几乎是在和同事一起淋浴，因为洗头时脑海里已经在想着工作；接着又和孩子们的班主任一起刷牙，回想着下次或上次家长会的内容；再加上早餐时把战争和时事新闻与广播、智能手机或报纸混合在一起——那么，其实您已经深深陷入了“正念”这个话题了。

我们已经了解到，习惯和日常生活规律会降低大脑的压力，比如我们骑车或开车时会自动完成必要的动作。然而，如果我们处于这种“自动驾驶模式”当中，完全没有意识到自己正迅速暴露在慢性压力之下，这也可能非常危险。我们做着自己一直在做的事，却不再质疑自己为什么要这么做。而且我们总是按照惯例去做，也不再质疑这样做是否仍然适合自己。此时此刻，我们是缺席的。或许您也曾有过这样的经历：走进某个房间时突然停下来，因为不知道自己为什么走到这里，或者发现自己其实是想去地下室，而不是浴室。这并不是什么大事，大家都经历过这种情况。我记得有一次开车上高速公路时，突然不知道该走哪个出口，因为我一时想不起来自己到底要去哪儿。然而，有些人可能一生都是这样过的。

此时此刻——唯独我们缺席了

现在我们再玩一个英文单词游戏，英文中所使用的表达常常更加简洁有力：这就是 mindful 和 mind full 之间的区别，即“有意识地觉察”和“思绪纷飞”的区别，专注于当下，而不是一边做事一边分心；专注于眼前的事情，而不是总是陷入反复的内耗；**感官全开地“存在”于此刻**，而不是卡在不停旋转的思维漩涡之中，区别在于正念和“自动驾驶模式”。

近几年，“正念”一词迅速走红，几乎在每个角落都能遇到这个词。一方面，这个词是值得欣然接纳的，其背后确实有一个非常有效且有意义的理念，随时都能为我们所用；另一方面，这个词也遭到了很多滥用，或者简单地说，它被当作一种营销工具，成为商业化的潮流词汇。对此，我们常常难以应对——但有趣的是，保护自己不受其影响的最佳方法，就是正念本身。

正念是内心平静的觉醒

这里所说的“正念”是一种特定形式的注意力，并不是刻板地集中注意力，或是执拗地只盯着某事“钻牛角尖”，而是一种包含开放性和觉醒的注意力，是有意识地感觉和观察，但不去评判。这更像是一种“存在”状态，而不是“做”的行为——可以说是“保持清醒”并“重新觉察”。从小我们就被教导要对一切做出评判、表明立场、拥有并表达意见，而且最好能快快搞定，尽可能高效。这常常导致我们过着“自动驾驶模式”的生活，更多是一种“运行”而不是“行动”。因此，对许多人来说，不对事物和经历进行评判，最初可能会与习惯和日常生活相冲突。然而，只是意识到这种持续性评判的自动运行思维，就已经能带来不同的视角，拓宽我们的眼界。

这种不带评判的观察并不意味着冷漠，也不会导致麻木。正念的目标并不是压抑情绪、排斥感受或驱赶想法，即使这些观察可能令人不快，也会被正念如实地觉察，单纯地加以记录和接纳。身体和心理当下的状态会得到完全地接纳。正念不会让我们的思维变迟缓，而会让状态更加平和，通常也会更加安静。正念让我们更加开放和敏感，但不是敞开面对所有杂音和干扰，而是仅仅去关注此时此刻发生的事情，是一种内心平静的觉醒。从刷牙、发信息到吃晚餐，从完成日常工作、聆听谈话到关上房门——即使是日常生活中最琐碎的动作，也可以完全专注或漫不经心地完成。

清晨起来，无论您是心不在焉还是全神贯注地穿上袜子，可能现在看来对您的健康并不那么重要，除非您在－20℃时穿上了轻薄的夏袜。然而，如果正念背后仅仅是一个神秘的或无关紧要的想法，我就不会特别强调正念对自我修复的重要性了。正念确实会对我们之前讨论的所有心理和身体健康层面产生切实的影响。

此处的关键点在于，重新对身体感受有更好的觉察。除了寒冷的脚，可能还有小腿的抽痛、脖颈的紧绷感、胃部的压迫感或胸部的不适感。观察、感受、注意——但不加评判，不贴标签，不立即做出判断，而是要更好地重新感知自己。

同样的原则也可以应用到我们的情绪之上。当我们走过邻居家那只大狗时，我们会感到害怕；在音乐会或员工谈话前，我们会感到紧张；当我们拆开最爱的人赠送的礼物时，膨胀的好奇心几乎要爆发了。观察、感受、注意——但不加评判，不做灾难化解读，不陷入情绪漩涡，而是要更好地重新感知自己的情绪。

同样的方式也适用于在我们脑海中不停游走的思绪。观察、感受、注意——但不加评判，不执着，不胡思乱想，而是让这些思绪自然而然地流走。

虽然这些听起来十分简单，但说服自己去做到并不轻松，实际上是需要练习的。甚至就连做穿袜子这件事时，正念也不是理所当然存在的，但是这样的努力是值得的。正念所带来的效果，既令人惊讶又影响深远：**正念打破了我们单纯的反应模式，关闭了“自动驾驶模式”，让我们重新获得了顶级控制力。我们能够感受到，在刺激与反应之间，出现了一个选择的时刻：我们再次（更多地）能够自主且有意识地决定自己想要做出怎样的反应。**

正念使我们能够发挥顶级控制力

因此，正念不应被理解为过度敏感，也不会自动导致过度谨慎或焦虑的行为。正念是一种工具，通过对空间的利用，将我们的手重新放回方向盘上，扩展了我们的行动选择。正念可以应用于各种情境——识别身体发出的求救信号，更好地与邻居的狗相处，处理与伴侣的亲密关系，或是在发送邮件给上司、税务局或联邦总统之前，做出一个可能具有决定性意义的选择。其潜力广阔且多样，就像生活本身一样。

如果我们真的愿意，正念可以成为一种生活方式。我们所看到和觉察的取决于我们的经验，而经验又取决于我们学习去关注的事物。“注意力投入之处，就是能量流向之处。”这意味着，我们并非外界环境的被动受制者，而是可以有意识地一次次重新调整自己的注意焦点。这样一来，我们就能从不同的角度看待周围的世界，重新认知自我。从神经生物学的角度来看，长袜子皮皮[1]那句“我按照自己的方式来塑造这个世界”，其实蕴含着深刻的哲理。因为正念同样具有释放和减轻压力的作用：谁能够不带评判地面对当下的境遇，谁就（至少在某个时刻）不会背负思维的重负，可以打破固有的思维模式，愿意的话也能更加开放地对待新事物。

正念也让我们认识到是哪些想法在塑造着我们的觉察。如果我们太多忧虑健康问题，那么也会更多地注意到那些让我们忧心的事情。然而，并不是每一次胃部不适都可以被解读为癌症症状，也不是每一次膝盖疼痛都意味着必须换成人工关节。如果我们的思维更多集中在当前健康状态所带来的可能性上，也就能更加清楚地了解这些可能性：比如通过有意识的营养饮食给予我们的胃部更多关注，或在长时间散步时特别留意一下膝盖。科学上称之为“启动效应”，即某些图片或词汇激发内心的联想，从而进一步影响我们的行为。但是联想的产生需要借助先前的经验，否则就不会激发任何内心感受。因此，积极的经历，比如成功缓解最近一次胃部不适或适量运动对关节发挥的有益作用，以及乐观的生活态度，都是身体健康的加分项。这些事能让我们的奖励系统不至于感到太无聊，会受到大脑的“青睐”。随之而来的放松反应会让我们的免疫系统、再生系统和伤口愈合系统也从中受益，也从整体上助益我们的健康。

这些变化和积极的影响会逐渐显现，尽管很难预测具体会在何时到来。一定的自律和耐心同样重要，因为正念在刚开始时并不是一个可以轻易打开的开关。然而，随着足够的

---

1 长袜子皮皮（Pippi Langstrumpf），瑞典儿童文学作品《长袜子皮皮》中的主人公，因穿着一双超长的袜子而得名，非常聪明、独立、自由、有创造力。

练习，我们最终能更好地掌控如何打开这个开关。毕竟，也不必要做到在按下开关按钮的那一刻，就让湿冷的毛巾在赤裸的身体上迅速变成干毛巾。

正念带来的一项最重要的积极影响几乎是自然而然地发生的，那就是为身体的自身调节适应过程提供了最佳条件，这些过程我们已在前文有所了解。在我们完全专注于当下的时刻，身体会感受到安全感，从而放松下来或进入恢复模式。因此，完全可以说：正念是自我调节的基本前提——至少对那些单凭直觉就总是做对事的天生幸运儿而言是如此。但是，谁又是这样的幸运儿呢？

正念是自我调节的基本工具

在纷繁复杂的外部影响中，完全孤立地将我们和自身健康隔离开看待似乎是不可能的。毕竟，我们没有生活在金鱼缸里。就正念而言，这意味着：正念不仅对将其用于有意识觉察的人来说很重要，同样，对那些获得正念关注的人而言亦是如此。

我们每个人都肯定曾经感受到，并且希望能够经常体验到这样的情况：从他人那里，特别是从那些我们关心在乎的人那里获得正念的关注，而受到关注是一种特殊的连接方式，满足了我们对安全感和自由这两种基本需求之一。获得正念的关注会让人感觉良好，宛如灵魂的润滑剂，从神经生物学的角度来看，这又是催产素发挥作用的一种情形。

而且，这种作用是双向的——这使得同情心和利他行为不仅成为可能，而且还能够带来快乐的感受。当别人帮助或拯救我们时，我们的奖励系统会被激活。其实不仅如此，当我们去关心别人时，我们自己也会受到奖励。因此，在所有形式的社会互动中，支持、参与、公平或认可等都具有重要意义。无论我们是否得到了期待中的肯定，都对心理产生了巨大影响，同时也可能影响到身体健康。正念帮助我们去觉察这一切，更好地评估自己的期望，并且不去把可能出现的负面后果无限放大，而是尽可能地以建设性的方式去应对。因此，正念还帮助我们与外部世界和身边人建立联系，这在患病时格外重要，尽管正念产生作用的场景并不仅限于此。

尤其在医生和患者之间，与许多诊所和医院表现出的实际情况相比，关怀问题的重要程度要高得多。在医院的日常工作中，很多治愈的潜力可能会被忽视，因为时间就是金钱，在应对繁重的工作时或多或少会依赖一种“自动驾驶模式”。过去，医生不仅是开药或做手术，还会通过具体指引将患者纳入治疗过程之中。可惜这种传统逐渐遗失了，有一部分原因在于，患者往往更倾向于接受医生开出的药方，而非自我帮助的建议。在拿起药丸的同时，责任也就推给了其他人。然而，健康并不是一种可以事后索赔的保障服务。正如我们所看到的，健康的关联因素是多方面的，其中一个常常被轻易忽视的关键因素就是人际关系中的正念和关怀。

没有关怀，就没有信任；没有积极的期待，就没有联结感——这大概就是传统藏医学中的第三支柱，即“医生和病人之间的业力”的含义。缺乏关怀和尊重时，我们会感到没有得到妥善照顾，而我们的情绪大脑会将其解读为没有安全感的情况。对许多人来说，安全感对于放松反应至关重要，但如今许多患者在就医时很难体验到安全感，甚至在其他人际关系中也常常缺乏安全感的体验：家庭结构通常比以往更不稳定，单亲家庭、单身人士或重组家庭的数量在增加，孤独感不仅仅是老年人的问题，再加上工作不稳定、临时合同、人员流动、租金上涨、退休贫困，等等。

所有这些问题并不能仅仅通过更多的正念来解决，我也不愿去声称这一点。但是，我要表达出来的是：没有正念，肯定很难应对这些问题。至少，在健康方面，我们仍然拥有极大的影响力。

那么，正念到底能做些什么呢？从神经生物学的角度来看，正念究竟有哪些效果？为什么正念常常被人们认为有助于健康呢？首先，我们已经听说过，大部分注意力和日常意识要么提前预判或探索未来，要么反思过去，唯独没有放在当下。此外，我们通常是无意识地通过这种思维活动来“鸡蛋里挑骨头”，寻找问题、解决方案、错误和弱点。正如前文所说的，这是一种生存原则！但是由此也可以得出结论，我们通常会不自觉地，甚至未被察觉地将自己带入持续的（微妙的）警觉、紧张或压力状态之中，开始怀疑并敌视自己的环境和生活。当然，并非总是如此，但是我们中的许多人在日常生活中经常会走向这种状态，至少在思想上、脑海中逃避或战斗着。毕竟，这与我们珍贵的生命息息相关。

然而，当我们有意识地将注意力集中到“此时此刻”，通常会发现，并没有剑齿虎威胁着我们的生命，在这一刻，我们的身体和生命并没有受到威胁。我们便学会了放下那些保护屏障，将系统切换出警报模式，让身心重新放松。（除非我们对当前现实的正念观察揭示了实际存在的生命威胁——那就必然要行动起来了！）

此外，最新的研究表明，正念可以帮助我们改善注意力的管理和维持能力，从而更好地控制注意力（这是威廉·詹姆斯早已视为真正体现人类“自由意志”的基本能力）。类似的情况也适用于我们的情绪调节和控制。最后，正念除了能够影响记忆功能，还可以帮助改善我们的“调节状态”，即身体和自我意识，或者说是“与自己共处”的感觉。所有这些都可能对我们的心理、身体过程，以及健康产生影响。

再来看一个没有正念便难以想象的现象：心理一致感。心理一致感首先描述的是一种关联感，也是一种可知感，甚至更广泛地说，是一种意义感。只有我们关注的事物，才能向我们揭示内在机制，显现出因果关系，也能赋予我们意义。因此，没有正念，就没有自我修复的密码。

此外，心理一致感还涉及到可塑性，即能够应对特定情境的感觉，比如感冒、背痛，或是应对生活本身带来的挑战。连贯感使我们感受到自己对局势所具备控制感——这也是我们已经识别出的完整图景的其中一块拼图。当我们体会到连贯感时，就不会在这个广阔的世界里感到无助与孤立无援。在这个背景下，我的同事格拉尔德·许特教授指出，对成功的生活来说，除了成长和联结这两个基本需求（正如之前所说，其实还要加上第三个，对生命本身的需求，也就是对存在和生存的需求），还有“原始信任”的三种形式也非常重要：一种是“我能做什么”；一种是“我能做到的”；一种是如果我感到不堪重负或者偶尔做不到，最终能给我帮助的是安全感或信任感，也就是，即使我们（经过共同努力）仍然做不到，最终一切也都有“某种意义”，或许最终会带来某种“好结果”。有人把这种特质称为精神性，或连贯感，或一致感。

我们大家都需要心理一致感

每个人都需要这种感觉，这不仅会让人有良好的感受，而且对健康也有益，因为这会促进放松反应的疗效，对免疫系统、奖励系统、动机系统等都会产生积极影响。基于大量数据的收集反馈，今天已毋庸置疑的是，心理一致感对我们个人及社会健康具有基础性意义。数据充分证明了这一点：与心理一致感较弱的人相比，拥有强烈心理一致感的人的总体死亡率降低约 30%，癌症和心血管疾病的病死率也可以在类似的范围内下降，且不受年龄、性别或既往慢性疾病的影响。此外，强烈的心理一致感还提高了个体的心理韧性，也可以提升我们对慢性疾病风险的抵抗力。

维克多·E·弗兰克尔（Viktor E. Frankl，1905—1997 年）与弗洛伊德一样是奥地利人、神经学家，同时还是精神病学家、意义疗法和存在主义分析的创始人，他将“意义感”视为生存、生活满足感和健康的关键点。弗兰克尔本人是奥斯维辛集中营的幸存者，并且写下了名为… *trotzdem Ja zum Leben sagen* 的著作。他在移居美国后成名，该书的英文版 *Man's Search for Meaning*（《活出生命的意义》）至今仍然是畅销书，并在不同的圈子中都被列入必读书单。弗兰克尔在美国曾对那些想要终结自己生命的人（或已经自杀的人）进行了研究，发现这些人有一个共同点，那就是似乎再也看不到自己生活的意义。因此，弗兰克尔认为，虽然并非每个“正常健康”的人都需要定义自己生活的意义，也可以在并不知晓明确答案的情况下度过一生，但是一旦遭遇危机或特别大的压力事件时，最好还是能够怀揣着关于生活意义的答案。这也恰好总结了我们迄今为止所探讨的内容，也反映了弗兰克尔对自身的理解——这一点是至关重要的。

在压力之下，尤其是面对慢性压力时，个人的自我认知至关重要，这实际上体现在每次面对新的生活情境时，也体现在我们对压力的评估和期望上，例如我们是否以及如何给自己施加压力，或被迫接受压力。我们如何看待日常生活，是否觉得自

我们可以有意识地改变自我认知

己受到其他因素摆布，还是能够主动掌控的指挥者，也表达了我们对自我的认知。根据我们对大脑运作方式的理解，及其如何基于自身的经历、觉察、情绪和思维而不断发展，也可以推测，我们的自我形象不可能始终是静态的。毕生的成熟过程也包括了这一部分，甚至更重要的是：我们可以随时有意识地改变对自己的认知，比如无论有过怎样的经历，我们依然要积极地拥抱生活、健康、幸福和满足感。

令人惊讶的是，许多人往往倾向于坚持某个已经形成的自我认知。过去是这样，现在是这样，将来也会是这样——这种想法似乎能够简化个人生活，尤其在周围的一切变得越发不稳定和不确定的时候。然而，自我封闭很快会让人陷入死胡同，欠缺与环境的交流，我们也会失去与自我的关联。最重要的是，这会增加我们做出必要调整的困难程度，从而难以找到健康的平衡状态，因为大脑需要两方面：一方面是自由、冒险、新鲜事物，另一方面是安全感、连接感和归属感。只有在两者之间找到对自己而言最合适的平衡，才能收获成熟与健康，也才会实现自我修复——而这些在本质上都处于动态变化之中。

尽管如此，是否去拥有一个动态变化的自我认知或是一个静止不变的自我形象，选择权仍然在您的手中。许多人害怕变化，更愿意墨守成规。然而，拥有一个动态的自我认知并不意味着必须持续地改变它，这种自我认知包含了变化和发展的可能性，代表着开放性、可塑性和创造力，意味着坚信自我调节是有实现的可能性的，也代表着对自己能力的信任，以及来自家人、医生和治疗师等其他人的信任。

日常生活中的正念——一个宽广的舞台和两个陈旧的思维谬误

正念既是过程又是目标。此处不存在“先有鸡还是先有蛋”的问题，也就是说，不能说哪个先存在或哪个比另一个更重要。无论将正念理解为一种工具还是状态，其都可以为我们创造更多的福祉、更深层次的快乐，或许有时也能带来更多乐趣。最重要的是，正念可以帮助我们激发自我修复的力量，可以应用到我们所做的每一件事中——从早晨在被子下伸个懒腰，直到晚上熄灭床头灯的那一刻，以及发生在其间的成千上万的思想和行动。正念既不是万能药水，也不是神奇武器或教义信条，我们不必把每件事都做得很“正念”，也不意味着关于过去或未来的思考全盘皆错。但在我们的行为工具箱中拥有这种能力或态度，重新去探索发现它，并且随时根据需要调用支配它，则是大有裨益且十分务实的。为此，我们必须允许自己接纳正念，进行训练并真正将其使用起来。正念指导下的生活，本质上是感官全开的，因此也会更加“充实”。相比于正念的德语单词Achtsamkeit，其英文翻译mindfulness听起来就更加悦耳、美好了。德语的Achtsamkeit取代了Gewahrsein（觉察）和类似的术语，成为了惯用表达，确实更难以唤起很多人的联想。我的建议是：试着去体验正念，去运用正念。也许不是每次都能做到，但要越来越多地运用起来！

健康的生活方式、充足的运动、足够的放松和健康的饮食——所有这些都既是过程也是目标。目标在这里不应被理解为某个必须快速完成并勾选“已完成”的事项。做到了，完成了，那接下来怎么办呢？这种心态是不恰当的，与正念关系甚微。我们的健康不是一份已经完成的待办事项清单，而是一个持续处于变化之中的过程，而且健康也不应仅在周末或下班后才被提上日程。那些能够将正念内化，将其融入自我认知、内在态度中的人，就已经迈出了第一步。

但是，要注意的是：正念是一种有限资源。因此，我们应该谨慎地权衡如何使用正念，比如是不是该再一次迅速查看邮件（在过去一小时内已经查了十遍邮箱），还是更好地集中精力做一些更健康（或“更有意义”）的事情。因此，选择周围的环境和身边的人，对我们的身心健康尤为重要，尽管生活的缝隙中总有分心的事情存在，但仍有很大的可能去践行正念。

正念是一种有限的资源

毫无疑问，无论我们做什么，毫无疑问，大脑是身体、精神和情感（如果您愿意也可以说是“灵魂”）之间的总指挥中心，神经科学、心理学、生物化学和医学等众多学科在此交汇。正如我们在动机和奖励系统中所了解到的，大脑也是压力管理、自我塑造和自我意识的交汇点。大脑形成了内在和外在世界之间的接口，是承载着构建我们生活全部元素的宏大舞台，信仰、哲学和生物学在此处聚合、交叉，彼此无法分开。

我们并没有探讨所有方面，但已清楚地表明所有层面之间是如何相互连接的：身体和情绪，情绪和记忆，记忆、经验和期望，以及相应的评估和信念、训练和行为。仅我们的动机和奖励系统就依赖于许多因素，包括社会关系、压力和放松，还有运动、饮食、爱、欲望、精神等。除了难以量化的“软性”组成部分，我们的大脑中也有在科学上可测量的“硬性”部分。多巴胺，作为觉醒、期待和冒险的神经递质，促进了创造力、成长和运动（这些部分有时也可能带来压力，但总体上更多代表着一种积极的兴奋状态：我们相信自己，愿意去做，并且付诸行动）。还有催产素，这种“拥抱激素”满足我们对联结感的基本需求，如同“保护神”。此外，还有5-羟色胺、乙酰胆碱、内源性阿片样物质及其在自身调节过程中发挥的作用。上述“硬性”和“软性”因素，如同一枚硬币的两面。

最后但并非不重要的是，所有这些方面之所以如此紧密地相互联系，是因为我们的大脑就宛如一个巨大的网络。因此，神经生物学可以被理解为一座通向健康甚至自我修复的桥梁，同时也是一座通向医学本身的桥梁。身体和精神不仅密不可分，而且在对健康的基本理解上，也应该将个人的主观视角与客观的“第三方视角”相结合，在一定程度上可以类比东方和西方对健康的不同理解路径。我们应该采取一种跨学科、开放性和沟通性的方式，融会贯通地去看待，避免进行过于泾渭分明的区分，甚至完全对立地去看待。

本书第一章标题为“自我修复与压力——一对不匹配的组合”，尽管可能不匹配，但毫无疑问，两者彼此紧密相连，自我修复是无法脱离压力而实现的。如果有人得出结论，认为应该将压力妖魔化，将其完全排除出我们的生活，那么无疑就将过多注意力放在压力的消极层面了，从一开始就限制了自己的觉察。这种局限性不仅体现在如何看待压力这个问题上，其实也普遍存在于对健康问题所持的态度。

虽然不难列举出诸多思维误区，但在此我想强调两个基本的、仍然广泛存在的谬误。其中一个谬误，是将大脑活动等同于思考。正如我们所看到的，我们的大脑首先并不是为了思考而存在，即便其通常被称作“思维器官”，而大脑的存在其实是为了确保整个有机体的生存。这一项生存调控的主要使命就表明了，我们必须始终把身体和大脑一同考虑。

思考（是的，大脑确实能够并且喜欢思考，会学习、识别模式和关联，这点自不必言！）并不是为了某种目的而存在的，或者从另一个角度看，它正是在确保自我得以延续。自我延续并不是一个心理学或哲学概念，而是非常具体地指向整个有机体。情绪和理性思维也只是在作为思想构建体时可以分开看待，在生物学上两者是不可分割的，其连接体现在，精神过程会外化，我们的信念、评价和期待决定着我们的行为，自我认知影响到我们如何觉察以及如何做出反应。

我们过于将自己的身体视为一台机器

第二个思维谬误关系到我们的身体，即错误地将身体与心智分开看待，过多地将其当作一台机器来对待。在这种机械思维中，唯一关注的是可测量的能力表现。而医学的任务则是修复那些能力表现有所降低的部分，聚焦在身体的（可能存在的）弱点之上，修理损坏的部分，在必要时更换零件。这种做法在底层逻辑上并不是完全错误的，不可否认，在许多紧急情况下还非常有用——但它过于片面，忽视了其他重要方面。许多人觉得这些方面难以理解，因此更倾向于服用药物，认为此外就没什么再能做的了。机械思维让我们变成了被动的患者，觉得自己与健康无关，不必为健康承担责任。

接下来，我们将讨论一种医学观念，旨在避免这两种思维谬误，将人类及其各个方面放在中心位置。在接下来的内容中，我将以示例介绍心身医学[1]的基本原则与方法。然

1 心身医学（mind-body medicine），研究人与环境发生关系时，多种心理和生理活动是如何相互作用而影响人的疾病和健康的科学，即以心理学的观点、方法研究临床医学的科学。某些疾病的发生、好转等与情绪因素有密切关系，因而把这类疾病称为心身疾病。

而，在我们展开讨论这些内容之前，我建议您先来一次深呼吸。因为，呼吸是一种简单的训练正念的方式，而正念也是心身医学中疗愈和康复的重要前提。

让我们回到呼吸中——周而复始

此处所说的“深呼吸”要表达的正是字面含义。原因很简单：将呼吸作为一种工具或手段来增加更多的正念是非常有效的，因为呼吸本身是自动的，但又受到我们的调控，因此形成了无意识和有意识、身体和精神之间的交集。而且，呼吸的方法通常是随时随地都能运用的，不需要任何外部工具、药物、医生、诊所、实验室、仪器设备，甚至手术器械，需要做的就是在下一次吸气时，把我们的注意力集中到吸气上面——此时，我们就已经将精神从外界拉回到身体，从而触发了放松反应。

这与神秘学无关，而是基于此前已经接触过的所有科学原理。我们感受着空气在体内的进出，感受着腹部的起伏，观察这一切，不要做任何评判，不期待任何结果。保持正念。就在刚刚，或许我们的大脑还充斥着混乱——可能因为强烈的情绪、压力状况，或受到负面思维和对未来焦虑的困扰。但几次腹式呼吸就足以按下暂停键，让自己进入短暂的自我调节状态。

呼吸是通向正念的桥梁，为我们指引了一条最简单的道路，让我们能够在一瞬间有意识地停下来，而不只是作出反应。尽管我们只是偶尔利用呼吸的方式，将其视为捷径而非桥梁，因为这虽然不是万能药水，却指明了通往健康之路的方向。

同时，我们可以意识到，此刻我们一定感觉很好，因为只要还在呼吸，身体就更倾向于健康状态，正如乔恩·卡巴金所说的那样。我们将在关于冥想的章节再次说到乔恩·卡巴金和我们的呼吸（参见第五章）。其间，我想用下面这句话来结束本部分关于神经生物学背景知识以及身心多种关联的内容：

打开心灵——同时关注身体！

第四章

以人为本——不仅仅以“身体”为本

毫无疑问，我们感恩现代医学在我们的生活中建立了标准医疗体系。在应对肺炎、心肌梗死、骨折等急性疾病时，现代医学的表现可谓无可匹敌——至少迄今为止还没有找到对人类更有助益的治疗方法。在那些不幸的突发事故或病情恶化的情况下，我们的自我调节能力已经达到了极限，此刻现代医学就展现出自身的优势。

在这些关键时刻，如果能够依靠现代技术和药物，简直就太幸运了，因为我们的生命完全依赖于此。我非常重视现代医学所带来的福祉，尽管后文不会过多围绕现代医学展开讨论，但仍有必要始终牢记这一点。只有同时将现代医学纳入考虑范畴，才能去理解扩展的医学理念和自我修复密码的重要性。

正是基于这种理解，我们再一次清晰地认识到，为什么本书在描述自我修复、自我调节等概念时，不使用“替代医学”这一术语。“替代医学”究竟“替代”了什么？谁又确实希望用它来“替代”已建立的医学呢？事实上，我们要讨论的是一种恰当的、整合性的、真正意义上的整体医学——我们应该从所有可用的医学领域中尝试获取最佳的治疗方式，当然前提是所使用的方法在科学上被证实有益且有效。即便使用“补充医学”这一术语来说明其是对传统的、经典的或已建立的医学的扩展（比我们普遍使用的“现代医学”一词更为准确），该词仍不免以一种人为区分的视角，将原本整体的医学图景割裂开来。

好医学——从所有可用的医学领域中获取最佳治疗方式

为什么我们不直接说“好医学”呢？没有一种医学是万无一失的，我们应该怀揣共同的愿景，互相学习并且推动医学的发展。即便是补充医学或文化上“古老”的、看起来不太现代的方法——如果这些方法依然被证明有效，有什么理由将其排除在外呢？因为，就像自我修复能力会遇到极限一样，传统医学也并非没有局限性。与其固守某种方法的局限和弱点，不如将两者的优势加以结合。关键在于提供更多的可能性，而不是排斥、限制或自以为是地固步自封。不是“非此即彼”，而是“兼收并蓄”。

对慢性疾病，如各种形式的抑郁症、焦虑症、不同的疼痛综合征、炎症、风湿病、皮肤病、代谢疾病、功能性胃肠疾病、许多类型的心血管疾病、呼吸道疾病、睡眠障碍或其他与压力相关的综合征等，东方医学（如中医）与西方医学表现出相似的成功疗效——而同时有一个显著区别：东方医学通常带来较少的副作用，部分原因在于几乎没有使用（我们惯常定义的）“药物”，不仅如此，其价格往往更加实惠。当然，不能拿苹果和梨来做比较，在某些方面，我承认自己也难免有刻板印象。在亚洲工作的将近一年的时间里，我在一位来自中国的中医医生指导下实习，他既接受过中医的训练，也具有西方医学背景，我几乎每天都跟随他学习。这段学习经历非常有趣，令我受益匪浅，但最后也让人有些失望——尤其是他觉得针灸过于费时，反而认为用中草药配方能用更短的时间治疗更多的患者。

我们今天必须更加谨慎地看待一些关于中医、阿育吠陀等的浪漫化观念，特别是当我们以冷静的科研态度去探讨时，比如也要了解，在这些治疗方式所源起的国家，国民在可选择范围内会更倾向选择哪种医学。绝不应简单地陷入非黑即白的思维，无论东方还是西方都是如此，因为亚洲或其他传统医学体系中的许多做法，正是因为有效才得以成功延续几千年，而且如今其有效性也通过现代科学方法得以确证。我们不要忘记，如果一种医学被人为地剥去其文化外衣，并且被压缩到一种非自然的实验环境中（在这种状态下，这种医学可能没有显示出优越性，或者也可能是有效的），那么其并没有得到真正“契合具体情形”的评估，而这通常属于一个医学难题。

即使有效性在现实条件下得以证明，也不意味着我们已经解释了其作用机制或对其“如何”运行做出了科学解释。是否有这样的可能，即在个别情况下，患者所得到的时间、治疗环境，以及周围的“方方面面”才是带来效果的关键所在。自然疗法、补充医学及其相关学科通常会更为耗费时间，因为医生或治疗师对患者的关注不会在平均 6 ~ 9 分钟后就结束了，或者说不会仅限于如此短暂的时间。

在我们的医疗系统中，“时间就是金钱”，而“耐心”往往是个陌生词汇，当然这里并不是指患者等待专科医生问诊的时间。在这种情况下，与开出药方相比，一些更加耗时的治疗方法往往处于不利地位——即使这些方法最终可能根本不会造成数十亿的医疗费用。虽然金钱并不是最重要的理由，但仅凭这一点，我们也应不遗余力地提出那些支持补充医学或整体医学的理由，并且进一步展开讨论。

很久以来，即使是医学界人士，也认为我们在本书第一章中探讨的那些关联是难以想象并且脱离实际的，只是危险的神秘主义和毫无根据的胡言乱语。然而，现在已经达成共识，即便是心脏病发作、背痛或传染病等问题，也不仅仅源于身体因素，不能只靠外部干预和 / 或药物来解决。心理和精神，两者无法被清晰地分开，也不能简单地交到心理学、心理治疗和精神病学专家手中——就像这些领域的专家在工作时也不能忽视患者的身体一样。不仅在康复过程，即自我修复过程中，而且在疾病风险的预防方面，精神与身体的联系也发挥着巨大的影响力。如果我们希望将患者作为一个完整的人来看待，而不仅仅关注身体的某些部分，就不能再忽视身心联结。

不幸的是，现实情况在很多方面并非如此。虽然越来越多关注身心关系的跨学科领域正在诞生，例如心理神经免疫学、心理内分泌学和神经胃肠病学等。将这些长期被认为不相关的学科进行结合，揭示其间的紧密联系，源源不断地带来令人耳目一新的发现，这尤其值得赞许。在心理生理学中心理与身体相互结合，已被应用于许多医学领域，这种发展趋势十分有意义，而且早就应该提上日程了（幸运的是这几乎已经快成为“老生常谈”了）。然而，尽管这听起来是乐观、积极的，冷静观察却会发现，这些发展趋势仍然局限于狭小的范围内，或者说其重点依然聚焦于疾病治疗，而较少关注健康促进和预防——至少这一点体现在医院和诊所的日常工作中。

如往常一样，许多（尚且不能说是绝大多数）医生还是最喜欢单纯依赖于处方，因为他们认为心理因素并不重要，或根本不必考虑，将疾病视为纯粹的身体问题（也许因为没有学习过相关知识，或担心要投入更多的时间，所以他们无法真正接触到“精神、心灵的世界”）。我认识的一位研究员曾在一项关于德国家庭医生的代表性调查中发现，虽然这些医生普遍认为放松疗法具有极大的重要性，特别是在治疗心血管疾病时，但仅有极少数医生主动建议患者使用这些疗法，或者实际采用这些方法。正因如此，患者可能会感到失望，惴惴不安，便转而寻求一些可疑的治疗方法或轻信江湖骗子，甚至将自己的生命置于危险之中。这个问题绝对不容小觑。

医生为何仍然过于关注身体而往往忽视心理因素，肯定与医疗体系、报酬体系，以及制药行业的影响有关。但是，其实问题从医学教育阶段开始就出现了端倪。尽管有科学研究的成果，医学生在学习阶段了解到的关于心理与身体健康之间相互作用的知识却惊人的匮乏。虽然在某些领域有所进展，例如医生与患者的沟通，但整体变化得还是相当缓慢。惯性思维的存在让我们有时难以关闭“自动驾驶模式”，重新抱有更多正念。实际上，这一点并不限于个体，所有机构也都在承载着这种惯性。

因此，某天可能成为患者的我们，不应盲目依赖他人帮忙解决问题，而是应保持一种建设性、批判性思维，不断去反思那些在日常的压力中容易被我们忽视的基本问题。

健康，到底是什么

在回应这个问题时，世界卫生组织在其章程中写下了这样一句值得关注的话：“健康是一种身体、心理和社会适应上的完满状态，而不仅限于没有疾病或虚弱的状态。”考虑到这句话所针对的并不是2050年的未来愿景，而是来自1946年的定义，而今医疗实践仍然主要集中于身体疾病的治疗，也就着实更让人感到惊讶了。

我们已经花费了如此多的时间来讨论健康，仿佛这个概念已经不言而喻了，然而显然并非如此。至少，官方认可的、普遍适用的定义在个别情况下能提供的帮助十分有限。此外，WHO的定义描述的是一种理想状态，实现并终生保持这种状态几乎无人能够做到。谁能声称自己在这种意义上是完全健康呢？那么，换句话说，我们是不是都生病了呢？健康是否只是一种乌托邦呢？

健康不是一个固定状态，而是一个瞬间状态

当然，完全健康或完全生病，既非此也非彼。健康是一个持续的、向理想的完满状态不断趋近的过程，这种理想状态是通过身体、精神、心灵、环境、他人、社区和文化的相互作用来塑造的。现在，是时候告别将健康视为恒定状态的想法了，健康至多只是一种瞬间状态。我们始终处于一个连续谱上，一端是世界卫生组织的健康定义，另一端是疾病或死亡。健康在这个语境下是连续谱的一端，因此是一个理论上的终极目标，一种愿景，也许是我们自身、医学和社会的共同使命。有时我们会保持稳定状态，但当我们感染病毒或在跳舞时扭伤脚时，健康的“钟摆”就会剧烈摆动。因此，健康也可以被看作是身体和心灵对不断变化的、崭新的生活状况做出适当反应的能力。这些话也可以用来描述自我修复能力，因为治愈和康复能力是我们健康的重要方面。

在传统医学中，我们可以找到另一种明示或隐含的健康的定义。在这种定义下，健康不再是一个理想状态，而是一个正常状态，准确地讲是“参考的正常状态”或“参考状态”：一种所有重要的参数都处于参考范围内的状态。那么一个问题在于：如果我们看到的是统计学上的正常状态，即许多常见参数（比如体重、胆固醇水平等）的“正态分布”，那么可能有一群人是在统计学上被定义为“健康”的“大多数”，但从纯粹医学的角度看，这些人虽然是“正常的”，但并不一定是健康的。这很容易让人感到十分困惑。正因如此，现代医学在很多时候，尤其是在学术团体（也许还有政治说客）的影响力推动下，越来越多地采用所谓的参考值，这些参考值可以通过实验室测量或学术会议讨论得以确定。与统计学上的正常值（关键词是“大多数”）不同，现在这些用新方式理性定义的“标准范围”形成了健康与疾病之间的细微界限。问题在于，我们对许多参考值并没有直接的感知，毫无感觉。我们刚刚走进诊所时感觉自己“健健康康”的，可能很快就因为某个实验室检查结果或参考值，得知自己被医学定义判定为患病状态，而后在走出诊所的时候就被击垮在地，感到彻底崩溃。在这一刻，“健康”和“疾病”这两端之间的连续性彻底断裂了。那么，究竟是谁决定这一切？谁拥有这种权力？是医生、实验室，还是超声检查或X线设备呢？

在脚骨折的情况下，这一切可能显得很简单。但是，即便在脚骨折时，涉及健康的定义也并不总是那么清晰。即使是相同的骨折，一个人的痛苦可能比另一个人更深刻——机械化思维无法应对涉及健康问题的主观因素。正因如此，确定健康与疾病的具体界限就变得特别棘手。设定血压或胆固醇的标准值可能提供极具价值的方向指引，但是如果不了解个人的生活环境，这些标准就失去了很大一部分可信度。当然，我们面对高血压不能掉以轻心，但关键不在于数值本身，而在于如何应对，以及学会如何去应对。如果长期高血压导致心脏病发作，急救措施和治疗无疑能挽救生命，但是如果我们不改变对待该问题的方式，依然维持着会导致高血压的生活方式，那么迟早会再次面临同样的问题。正是在那些导致我们生病的因素中，藏着通向健康的钥匙。

健康和康复始终是一个关乎个人看法和视角的问题。因此，在健康的第三种定义中，健康被视为对自身现实的主观解释，即一种主观上感到健康的状态。与世界卫生组织的理想健康状态或医学中的正常/参考状态不同，这里讲的是一种主观的归属，是个人化的状态。

在健康问题上，主观和精神方面的因素不仅存在，而且比许多人所意识到的有更加深远的影响。许多人已经习惯了机械化的思维方式，将大部分责任都交到“白衣天使”手中。当心脏、背部，甚至大脑出现问题时，人们会期望医务工作者来进行治疗和修复。一旦人们获得了这种服务并且得到对方的承诺，就没有明显的理由再去改变自己的看法和生活方式了。如果足够幸运，可能会保持健康，但是这种概率并不高。

内在信念是我们毕生所积累的经验，表现为我们的自我认知。当我们将自己看作机器，并已内化了这种图景时，改变起来绝非易事。这个过程需要洞察力，而这种洞察力有时来自一些印象深刻的经历，比如一次严重的身体健康危机。虽然这并不罕见，但往往会将我们引上一条充满痛苦的道路，通向动态的健康观念和自我认知图景。

我们的行为和应对危机的方式与其可控性密切相关，这是一个具体问题，也是原则性问题，其中的关键点在于信任。基于整体性而言，倘若没有信任，就很难设想一种健康状态。我们与机械化思维者共享着对他人的信任，即相信有人会帮助、关心我们。或许，我们还共享一种对更高力量的信任，以精神性和信仰的形式，相信冥冥之中有某种力量在守护着我们。对康复过程来说，这种被联系和被守护的感觉不容小觑，此处的关键词是疼痛调节和催产素。显而易见的是，对控制感的设想本身就能发挥一定的作用，也就是坚信总有人会伸出援手，给予自己关怀照护。

持有机械化思维方式的人在自我认知方面的最大区别体现在自我信任上。在纯粹依赖药物和器械设备的医学观念下，自身变成了一个单纯的“被治疗者”。对自身能力及控制力的信任受到忽视，甚至完全消失。取而代之的是自身的无助感，完全依赖外界施以援手。在这种思维中，诸如“我能做到，我能应对，我知道在危机中可以做些什么让自己早日康复”等类似的信念都无迹可寻。

自我修复和健康有时确实需要外界的帮助——但若不发挥自身的努力，这个过程就会变得非常困难，因为这时埋藏在我们体内的大部分潜能将难以被激发出来，完全派不上用场。所有医学分支的知识，甚至包括神经生物学层面的知识，都是为了帮助我们获得对自我修复能力的信任。仅仅相信自我能够发挥效能这一点本身，就已经能带来改变。对他人和对自己的信任能够抵抗内心涌出的无助感，而这种无助感本身可能让病痛加剧。信任也会有助于我们更好地应对压力。通过信任，我们打开了一扇门，之后会看到许多重要的影响因

> 自我修复和健康有时确实需要外界的帮助——但始终需要我们自己

素，我们将在“四大支柱”模型中围绕这些因素展开进一步探讨（参见第五章）。

信任是一个重要的因素，就像正念一样，两者共同构成了通向个体自我修复潜力的重要途径。而这正是我们亟需的，因为每个人都是患者，始终如此。我们在完全健康与疾病这两个极端之间不断徘徊，就像我们的身体随时都在经历着自我修复的过程——从手指轻微割伤后的伤口愈合，到免疫系统抵抗癌细胞。我们很难预测下一次会在哪里需要自我修复的力量，但可以确定的是，我们需要这种力量，这是毋庸讳言的，因为我们每个人身上至少都有一个弱点。

每个人都有弱点——而每个弱点也有其积极的一面

有些人会背痛，有些人会得癌症，有些人免疫系统较弱，常常生病，还有些人可能没有意识到自己正朝着心身耗竭综合征或高血压发展。若干问题扑面而来，具体是什么情况，通常很难预测。有时是由既往病史引起，有时则是完全意想不到的弱点暴露出来，特别是在我们忽视或误解所有健康警报信号的时候，在我们丧失或遗忘了身体自我修复的能力和认知的时候，在我们面临压力濒临崩溃的时候。

也会有一些事件让人觉得“不公平”，仿佛健康成为一项可以诉讼的权利：非吸烟者得了肺癌，缺乏运动的人却拥有极佳的心脏健康状况，注重饮食的人却因过敏而感到困扰。然而，把公平作为衡量标准同样是错误的，正如完全将疾病归咎于患者的行为并据此问责也是不对的。健康，尤其是自我修复，并不是靠暴力手段来实现的，威胁、强迫或指责会带来阻碍。人类不是可以从外部控制的机器。激发动机和自我修复，推动这一过程的实现，最终必须源于内心，而非外部世界。当然，外界应提供支持、激励、鼓励和信任。或许本书能在某种程度上向您伸出橄榄枝，推动、鼓励、激励、说服您，说不定能为您带来灵感也未可知。无论我们的个人弱点在哪里，倘若没有内在的动力，则撰写和阅读这本书的作用就微乎其微了。

我们中的大多数人可能都曾有过牙痛的经历。那么我们的牙齿就是一个很好的例子，不仅能形象地说明自身积极参与健康维护的重要性，而且也让我们有切身的体会。除遗传因素外，每个人都认识到自身饮食习惯或吸烟对牙齿的影响，以及有意识地保护牙齿和欠缺口腔卫生习惯会产生截然不同的结果。在如何进行最有效的牙齿护理的问题上，专家们的具体意见各有不同。例如，电动牙刷通常比传统的手动牙刷能够更好地清洁牙齿，而牙线似乎并不能有效地预防蛀牙。或者也可以？无论进一步的研究结果如何：今天不会再有人去质疑每天使用含氟牙膏刷牙会比不刷牙会更有益于健康。

必须得承认，拿牙齿来举例是有局限性的。即使用着全副人工假牙，我们的身体健康仍然可以达到“最佳状态”。健康（具体取决于使用前文提出的哪种定义，尤其当指的是纯粹的身体“完整性”时）并不是全部。在牙齿的例子中，基本上可以明确这一点，但是这对其他疾病领域显然并不完全适用。关键在于：虽然我们理所当然地相信，自己对保护牙齿健康的关注是自然而然的，但对其他“全民疾病”而言，情况却并非如此。

除了各种类型的疼痛，导致我们就医的第二大原因是头晕。头晕可能有许多不同的原因，但它常常涉及循环系统问题，头痛或全身不适通常伴随循环系统问题出现。长期以来，低血压并未被视为多么严重的健康问题，却已影响到相当大的一部分人群。尤其是在一个（得益于医学进步）日益老龄化的社会当中，这一问题变得愈发重要，因为低血压会给老年人带来严重后果，导致跌倒的风险升高就是一个例子。此时，大脑可能会出现供血不足的情况，而血液则可能积聚在腿部，长时间卧床时这种情况会更为严重。其实，解决办法简单且直接：规律的运动，最好是有氧运动。摄入充足的水分通常能促进血液循环（若存在心力衰竭则需要格外小心）。此外，像桑拿浴这样的活动可以帮助身体适应血压的快速变化，运动、饮水和排汗在改善循环系统问题方面通常比药物更加有效。但是要注意的是，这些只是非常一般性的建议，对个体情况而言，尤其是对年长的读者来说，始终适用的建议是：咨询您的医生或药剂师！

动力不足、疲劳或注意力不集中也可能是某些疾病的早期迹象，其中之一就是糖尿病。糖尿病影响到德国数百万人的健康，并且这个数字几十年以来呈现增长趋势。作为一种代谢疾病，糖尿病根据不同的症状可以分为多个亚型，而大多数患者主要涉及两个主要的亚型：1 型糖尿病，即“青少年糖尿病”，表现为绝对的胰岛素不足；2 型糖尿病，表现为胰岛素相对不足或胰岛素抵抗。特别是 2 型糖尿病，主要是由生活方式所决定的。胰岛素是我们体内的一种激素，通常用于调节血糖水平，在糖代谢中发挥着重要作用。2 型糖尿病患者体内胰岛素的作用逐渐减弱，部分原因是长期过量的糖分摄入使身体各系统不堪重负，导致胰岛素的作用减弱。药物最初可以起到帮助作用，但是研究表明，能够让我们恢复正常状态的方式，并不是进一步增加药物或手术干预，而是改变饮食结构。

饮食结构调整可以促进生活质量的改善

和曾经的饮食习惯相比，这可能会是颠覆性的改变，每个人都可以尝试，享受感也可能提升。饮食调整不仅可以改善血糖水平、血压和血管结构，还可以刺激身体产生胰岛素，或者在某些情况下提升胰岛素的效能。当然，这并没有十足的保证，不过可以明确的是，有意识地选择饮食，同时结合充分的运动，能够激活新陈代谢，会比对症治疗更加有效。与仅从外部补充胰岛素相比，我们自己可以为生活质量的提升做出贡献。

严重肥胖或肥胖症，是德国 1/5 以上的成年人都面临的第三大健康问题，饮食和运动的正确结合无疑是应对肥胖症最为简单且有效的方式。超重是肥胖症的较为轻缓的形式，已经影响到欧洲超过一半的人口（其中也包括肥胖症患者）。在最严重的情况下，超重可能会导致糖尿病、器官损伤、心脏病，甚至关节炎。根据美国国家健康统计中心的一项最新研究，2015 年美国平均预期寿命 20 年以来首次没有继续上升，甚至有所下降，其主要原因之一就是肥胖症与心脏病之间的关联。

关于哪种饮食最适合减重，可能在很长一段时间都会争论不休，个人因素在其中起了决定性作用。“零卡饮食”和其他极端饮食方法肯定应当避免，因为可能会伴生更多的健康风险（除非是在专业人士指导下进行的、理由充分的“禁食治疗”，最多持续 5 ~ 10 天，每年不能超过 2 次）。而且，抱着愉悦的心情去尝试！在运动中，耐力训练比如跑步、骑自行车、游泳、划船、越野滑雪等，比力量训练更有助于减重。这里也有一个原则：最好通过那些能带来乐趣的方式来增肌减脂，而不要完全不运动。因为减重有一个简单的公式：要么消耗的能量多于摄入的能量，要么摄入的能量少于所需的能量，这似乎是最有效的方式。

理论上看似简单的事情，实际操作起来就不那么容易了，否则肥胖症也不会在全球范围内呈现增长之势。我们的生活方式，尤其是饮食和运动习惯方面，从年幼时就开始被塑造。我们的神经模式往往格外根深蒂固，这会让习惯像回旋镖一样，总是一次又一次地转回到我们身边。在这个每个人都可以自由选择是否要吃快餐、喝软饮料或酒的世界里，这些食物可能一直诱惑着我们，对此不用惊讶或气愤。在承受压力时，我们都会有一种在生物学上能够被理解的需求，没错，那就是对低纤维、高能量的“能量密集型”食物产生的强烈渴望，简单来说，就是需要摄入快速发挥“安慰作用”的食物。

面对所有这些可能对健康产生负面影响的后果时，不能忘记的是，我们并不是在面对非法毒品，而是在拥有决策自由的同时，承担着决策带来的责任。只有在我们没有将决策自由视为选择的可能性时，这种自由才会让我们感到害怕，而在人类历史上，这些选择的可能性恐怕从来没有如此丰富多彩。只要稍微增加一些正念，并且获取一定的必要信息，每个人都可以满足自己的口味。

肥胖症还可能导致另一种疾病，在 70 岁以上的老人中，几乎每两个人中就有一个患有这种疾病，那就是关节炎，特别是膝关节的损伤。根据 2012 年的数据，超过 1/5 的德国在职人员遭遇过膝关节疼痛，甚至等不及领取退休金，就得面对这个问题。肥胖与关节炎之间的关联不仅涉及体重带来的负担，还包括脂肪中的信使物质，这些信使物质可能会攻击我们的关节，此外也会产生其他影响。因此，仅仅超重 5 千克就能让患上关节炎的风险增加 36%。这使得减重成为预防和治疗关节炎的保守且有效的“药物”，尤其是将减重与运动相结合时。与长期以来的主流观点相反，关节的健康不仅依赖于保护，还要通过使用关节来维持健康，只要别过度运动就可以。迄今为止，大多数临床批准用于关节炎的药物，所达到的治愈或缓解效果都有限，与针灸或矫正鞋垫不相上下。

这并不是说通过适当的减重和散步就能消除世界上所有的疾病——自古以来，人类的身体就需要并利用这两者，从而维持其自然的平衡。因此，身体能拥有如此良好的适应力，也就不足为奇了。今天，我们反复地验证：您是否已经了解运动是治疗抑郁症最有效的“基础疗法”之一？而且，在饮食方面，那些经过深加工的动物脂肪和蛋白质含量过高的不健康饮食，对此也发挥着作用。或者，有些结肠癌（以及其他类型的癌症）在预防上，部分情况下也包括其发展过程，不仅与饮食相关，还与日常身体活动，以及具体运动量相关（也正因如此，运动疗法常常是治疗的重要组成部分）。类似的情况也适用于冠心病，这是一个非常普遍的问题（遗憾的是，在冠心病的后果显现之前，很多人并未意识到其可能带来的致命后果）：**冠心病不仅与饮食、运动和压力相关，还可能与“性格特征”有关**，例如一种在原则上可以改变的“敌意”性格。放松、冥想、正念，甚至一些心理学技巧已被证明对此有所帮助，以上这些，您是否了解呢？在后文中，我们会更详细地探讨这些方法。请不要误解此处提到的“性格特征”，我并不是想说某些性格就必然会导致癌症或心脏病，对此请不要放在心上。如果当真如此，那我们就可以直接放弃努力了。

“背痛”问题同样也是如此。在德国，大约 70% 的成年人每年至少有一次会感觉到背部疼痛。不仅是这一点使背痛成为现代文明病的象征，原因还在于，与肥胖症、糖尿病或关节炎不同，几乎没有任何证据表明背痛作为一种疾病在20世纪之前就已经存在。今天人们会说，冰人奥兹[1]可能也曾经历过背痛，但是我们并不认为在当时，背痛是一种像当下这般的“流行病”。

过去，医生们常常对缓解背痛问题给出和对待关节炎同样的建议，即休息和保养，以减轻脊椎、椎间盘、韧带和肌肉之间的复杂作用。然而，今天的观点已经有了彻底的转变：卧床休息往往只会使病情加重，恰恰相反，患者应尽早恢复运动，保持身体活力，在必要情况下可以使用止痛药。即使是椎间盘突出，也只有在特殊情况下才会建议进行手术，因为绝大多数时候，疼痛会在6周内自行消失。更重要的是，椎间盘突出在一定程度上似乎是相对“正常”的，单纯存在一个椎间盘突出并不一定是病态的（这取决于对健康的定义）。如何正确地应对疾病是至关重要的，椎间盘突出正是说明这一点最好的例子。

特别是因为背痛这一模糊的问题越来越清晰地揭示出心理因素起着特别重要的作用。尤其是社会心理压力，比如在办公室中工作负荷过高，无论我们的办公状态是坐着还是站着，或是家庭中出现感情危机，相关的社会心理压力都可谓是罪魁祸首。我们现在已经知道，背痛可能与不满、悲伤、愤怒或攻击性情绪有关，甚至似乎与抑郁症也有一定的关

1 冰人奥兹（Ötzi）是欧洲最古老、保存最完好的木乃伊，约5300年前死于意大利与奥地利边境阿尔卑斯山高处的冰川中，死前背部中箭，1991年冰川融化后被两位德国登山者发现。

系，至少存在间接关联。另一方面，X 线片诊断结果的可信度应当被谨慎地对待：即便是轻微的错位也可能导致剧烈的背痛，而一块突出到脊髓和椎管的椎间盘却并不必然会引起疼痛。有研究表明，医生根据 X 线片的结果，建议近 1/3 接受检查的患者采取治疗措施，甚至建议进行手术治疗，即使这些人从未抱怨过身体的疼痛。

我们会在多大程度上感知疼痛并且忍受痛苦，往往不是由身体决定的，而首先是心理因素。痛苦和疼痛并不完全等同，其实二者间存在很大区别。痛苦在很大程度上取决于“大脑”，也就是我们的大脑或者说心智（mind）。不少患者奔波于正骨医生和整脊师之间，遍地求医问药，这反而让他们的痛苦延长数年。

决定我们能够在多大程度上忍受痛苦的，往往是我们的心理

一般来说，疼痛是一个非常复杂的领域，其中尤其以背痛最为典型。医学研究已经为此付出了很长时间的努力，但仍需假以时日才能有所突破。虽然已经有用于急症的缓解疼痛的止痛药，但对慢性疼痛来说，副作用常常使短期效果大打折扣。根据目前的研究成果，缓解疼痛的方式除运动和物理治疗以外，还包括心理治疗和 / 或正念训练，这已经是一种值得采取的路径。根据估算，这将为我们的卫生健康系统每年降低几十亿欧元的支出。

倾听身体的疼痛——疼痛在向我们传递什么

此处要讨论的主要问题并不是卫生健康系统的支出，更重要、更根本的是对于疼痛这样一个至今尚未被完全解读的现象，我们能够从中了解哪些信息。疼痛，并不仅仅是一个可以被理性看待的“刺激—反应”警告系统，更应该被解读

为一个身体发出的重要信号。就像一位老师在提醒我们要更加去关注一些东西，当然不是关注课堂内容，而是去关注我们自身及健康。

疼痛，和压力一样，其本身并不完全是负面的，因此不要一概而论地将其妖魔化。辛辣食物也会触发我们大脑中的疼痛信号，然而世界上大多数人依然将其视为积极的体验。最新的科学研究表明，当我们偶尔享用辛辣食物时，身体会感到愉悦，因为它们或是发挥了天然抗生素的作用，或是有助于调节心血管系统、减轻血管负担（可能也有助于调节免疫系统）。在运动中，许多人在反复达到甚至突破自己的疼痛极限时，会感受到一种特殊的快感。无论是在饮食还是运动中，耐受疼痛的程度因人而异，但是这一基本现象对每个人来说都不陌生。而且，找出饮食或运动中引发疼痛的原因也并不困难。相比之下，识别背痛的原因可能更有难度。

我们的身体可能通过疼痛来提示心理层面所承受的负担，因为这些负担无法通过其他方式表达出来，而这一点往往很难察觉。很多时候，我们需要外界的帮助才能意识到这一点，尽管并不必然如此，但也完全正常。因为疼痛的感知在很大程度上受到社会化影响，其中包含家庭和文化的因素，甚至包括宗教观念（如将疼痛视作对罪行的惩罚，通过痛苦获得救赎等）。因此，我们对疼痛的处理方式及接受帮助的态度，往往被打上外部因素的烙印，并通过学习而获得。疼痛可能是负面的，通常也是如此，但有时它也会伴随一些积极的后果，比如关爱（小时候痛得哇哇大哭时，总有人会过来哄哄我们，希望确实如此）、从工作中解脱出来，或是取得能够让自己被纳入医疗保障系统的“通行证”。在个别情况下，这些方面可能都是“可以期待的”，但疼痛本身至少并不让人感觉舒服，而且无论如何都难以客观量化。

在我们所处的绩效社会中，承受疼痛常常会让我们陷入一种特殊的矛盾状态。我们通常被教育得要去压抑疼痛，因为疼痛可能体现了个体弱点，成为一种竞争劣势，而这完全是由自身问题所造成的。这种情况在就业市场上（包括制药行业）被利用，为了逐利而煽动恐惧，并且“大获成功”：很多人在喉咙稍有不适时就立刻服用止痛药，生怕会影响到当天的工作，导致工作量无法完成，越来越多的人通过兴奋剂或其他方式让自己以更佳的状态扛过一整天。在职场中，我们的工作表现往往被置于身体健康之上，而这种致命的观念早已弥漫、侵入我们的私人生活。

更可怕的是，这种思维方式会让人承受额外的压力负担，陷入一种大脑所偏好的固有行为和习惯状态——这让有意识地处理问题难上加难，并让自动驾驶系统始终维持在回避行为模式之上。在极端情况下，这可能将我们置于一种绝望境地，让我们有一种无助和受人摆布的感觉。我并不是在危言耸听、编造恐怖场景，而是在描述令人悲伤的现实。仅在德国，每年就有 1 万人因“心理”痛苦而自杀，在全球范围内，自杀人数已经超过了因战争而死亡的人数。这更加凸显了以健康的方式应对危机的重要性，既可以表现为一种有意识的保守行为，也可以通过积极改变习惯来实现。无论如何，我们必须以某种建设性的方式来对抗单纯的回避行为，而且这并不十分费力，也不必动用多么现代化的手段，就可以产生深远的影响。

从疼痛和调节的研究中我们得知，放松 20 分钟就足以让小伤口更快愈合。在新西兰进行的一项研究中，研究人员

积极的经历在对抗疼痛时具有十分重要的意义

将成人被试者分为三组：第一组在受伤前进行冥想，第二组在受伤后进行冥想，第三组则没有进行冥想。结果显示，参与过 20 分钟引导冥想的被试者感觉到的疼痛相对较轻，紧张感明显减轻，皮肤也比没有冥想的被试者恢复得更快——无论是在受伤前还是受伤后进行冥想，效果都是如此。针对其他皮肤损伤和皮肤疾病，也有类似的研究，比较典型的是银屑病，发病时可能会非常疼痛。

即使这个例子只是大幅图景中的一块小拼图，它仍然指向了一个线索，说明身心之间存在无法分割的关联。其在细节上强调了积极经历在应对疼痛中的重要性，尤其是自我效能感，应该被理解为鼓励人们更多、更好地自我关爱，这也应该是我们的目标。如果连最小的措施都能带来显著改变，那么就是在暗示我们，每个人内在都蕴藏着巨大的自我修复潜力。

保持冷静和清晰的头脑——尤其当压力袭来时

提到疼痛，我们仍面临许多未解之谜。然而，显而易见的是，和压力一样，所有通往答案的道路似乎最终都指向我们的大脑，在此处，决定性的神经通路再次汇聚在一起。因此，是大脑中的疼痛信号，而不是受伤的脚，决定了我们的感知，进而影响我们的行为。我们也知道，剧烈的疼痛在大脑中被感受为压力，这可能会强化我们对疼痛的感知，进而陷入恶性循环，对此许多疼痛患者都深有感触。

我们也可以通过神经生物学来证明情绪对疼痛感知的影响。心理创伤可以像身体伤害，如割伤、骨折或烧伤一样，成为疼痛的诱因。就像压力大的生活事件可以降低我们对疼痛的耐受性一样，幸福时刻也能增强疼痛耐受性。也存在完全相反的情况，例如，当人们在万分急迫、极度应激的情况下受伤时，却没有感知到随之而来的疼痛（一个有趣的问题是，我们无法感知到的疼痛是否还能称为疼痛）。而一些充满正念和幸福感的人则会有意识地正确处理疼痛，采取更加关爱自我的态度，果断地说出："停下来！"有趣的是，处理疼痛的脑区与情绪的脑区是直接相连的（比如让我们再次想一想岛叶皮质、杏仁核和边缘系统），它们彼此紧密连接，好处就是我们无需长时间思考就可以避免疼痛，就像应激反应中的战斗或逃跑模式那样。然而，这也可能导致对疼痛产生的单纯恐惧就会在大脑中引起压力，触发应激反应。因为大脑在我们一生中所积累的全部经验中，形成了关于疼痛的记忆，这种记忆可以朝两个方向发挥作用：增强疼痛或减轻疼痛。

疼痛记忆的好处在于，学习过程永远不会停止。虽然已经学习到的东西无法或很难完全抹去，但是随时可以重新学习，即一步一步地覆盖曾经习得的内容。在这个学习过程中，我们的行为和期待都发挥着作用，这又一次强调了积极经验对健康的重要性，同时也为心理学干预提供了思路。在后文中，我们很快就会看到暗示所产生的惊人效果，尤其体现在美妙的安慰剂效应中（参见"安慰剂——从讨厌的方法错误到'必达之处'"）。

让我们再次回到关于压力的话题。正如我们已经了解到的，慢性压力可能与神经系统疾病（如神经退行性变性疾病）、免疫系统疾病、心理及精神疾病，以及许多其他健康问题相关联。并非所有疾病都能单纯用压力来解释，也无法仅靠缓解压力来完全解决，但压力确实在许多疾病中扮演着重要角色，比如背痛、肥胖、风湿病、糖尿病及心血管疾病等。压力对健康的影响也很难精确测量。然而，最关键的是，如何应对压力将直接决定着未来我们如何看待动态健康体系。

快速修复措施有助于打破消极的发展趋势，但大部分时候只会让一切照旧继续下去。似乎存在很大的不确定性。平均而言，人们就医的频率越来越高：在德国，每人每年去就医问诊的平均次数是 17 次，相当于每 3 周 1 次。这可真是“了不起”！实际上，这往往与正念和预防无关，而是更多源于恐惧和忧虑。似乎越来越多的人抱有一种“灾难化思维”，这并非指责，而是因为许多人已经忘记或从未学会如何正确解读日常压力症状。比起听祖母传授的家族药方，人们更愿意向“谷歌医生”求助，但后者很少能给出清晰的答复，反而额外增加了不安的思绪。认真对待身体的信号并不意味着有必要敲响警钟。

正确解读压力症状是可以学习的

根据全科医生估计，在导致人们求医就诊的问题中，50% 以上都会自行痊愈。具体的数字或许并不那么重要，更关键的是要认知到，至少对那些常见的小毛病来说，重新康复并不是例外情形，而是常态。在全科医学中，有一个恰当的专业术语用于形容这种现象：“观察等待”，即什么都不做，可以喝杯茶，只是避免让患者产生受到忽视的感觉。然后，很多问题都会自然而然地向好发展。

不仅是针对背痛，事实上，许多病痛并不像开放性伤口那样，可以一目了然地明确病因，而是无法对其给出生物医学层面的清晰解释。然而，如果患者和医生都认为必须采取某种措施，往往就会开出止痛药的药方或提高药物剂量。无论如何，医生总要“开点药”，让患者感觉受到了重视。对经历慢性头痛、背痛、眩晕或胃部不适的患者而言，通常平均需要用上 5 年的工夫，辗转更换多个医生，直到最后才能被确诊为心身疾病，并接受相应的心理治疗或综合治疗。在这 5 年间，患者的生活质量往往比实际情况更糟，只是因为医生通常会局限于依据那些可以测量、读取或通过影像技术能观察到的情况。

过去几十年间，正是这种医疗方式取得了巨大成就：系统地评估血压、胆固醇或血糖，将其用于改善治疗效果，延长患者的寿命。然而，如今我们似乎已经走得太远了，在各种早期筛查、高科技设备、实验室指标和诊断方式的监测之下，一个能被视为“完全健康”的人，几乎已经不存在。收集海量数据，越来越多地在血液、代谢产物，甚至是基因中发现各种“异常情况”——尽管这一切背后或许有着美好的初衷，但实际能带来的额外医疗收益却微乎其微，有时甚至反而造成了损伤，加剧了本就日益增长的焦虑不安。坐在医生面前的“人”，似乎越来越少地被视为一个整体。而且医生（以及制药公司）也面临着指责，被认为是在亲手“制造疾病”……

至于医生的行为是职业责任还是客观需求，我们暂且不去讨论这个问题。事实是许多医生依然只关注硬性数据，忽略了患者的心理和情感因素。而这些因素与压力及其应对方式密切相关，对此我们已经有了清楚的认识。

外部压力的持续增加，比如来自职场和交通拥堵的压力等，表面上看起来似乎是主要问题，但在许多情况下，更为棘手的问题其实在于自身应对压力能力的下降。这是一种无法找回自己的“迷失感”，不再“住”在自己的内心世界里，也无法真正理解自己。压力应对能力欠缺的表现形式是多种多样的，例如自我反思能力下降、缺乏掌控的信念、丧失自我效能感、灵活变通能力变弱、抗挫力降低、冲突解决能力减弱。总的来说，由于意义感和心理一致感的丧失，我们越发无法以积极的方式去应对压力。与此同时，外界的期望值不断提高，而最严重的因期待而产生的压力往往来自我们自己。情况听起来确实不妙，也可能确实产生了严重影响——但这也意味着存在许多改善的机会。因为压力管理是可以学习、调整和不断优化的，即使在我们状态一切良好的时候。

让我们再一次跳出固有的思维框架吧！按照传统的方式来处理压力，似乎没有找到健康的应对方法，反而让压力弥漫开来。与其一味抱怨我们正在钻牛角尖，不如换个角度去试问一下：其他文化和医学传统是如何应对压力的？尤其是亚洲的疗法，在这方面非常值得关注，其对健康的理解方式与西方医学有着根本性的不同。在治疗慢性疾病方面，许多亚洲方法已展示出了斐然成就，值得我们借鉴。

压力应对是可以习得和塑造的

让我们来审视一下东方和西方视角之间的差异究竟何在——这些差异究竟是深层不可调和的，还是说两者之间的矛盾不过存在于表面而已。

扩展视角——用来创造更多视角

您也许还记得中古印度巴利语中“chitta”一词的意义，除了表示“心智”和“思想”，同时也表示“情绪”和“心灵”。在许多亚洲文化中，心智和心灵不仅在语言上彼此勾连，就连将二者彼此隔离起来看待的想法，也完全不存在任何可能的文化基础。

关于这种观点的真实性，以及在德语表达中这种扩展视角的缺失程度，相信每个人都有所体会。如果您曾经体验过温暖的言语，无论是自己输出的还是接收的，以及曾经感受到言语给身体带来的影响，您就能了解这意味着什么。此刻，或许您能体验到一种记忆深处的愉悦感，尤其当回忆蔓延，甚至伴随着相同的身体反应，全身充满愉悦的温暖感，亲密、安全感和 / 或兴奋感会让体温短暂上升。当只是一个回忆就让您的心头涌起暖意，此时心智与身体的关联则展现出其最美好的形态。几年前，一项在顶级科学期刊上发表的研究表明，在寒冷状态或冬季，人们更容易产生怀旧的想法，随之而来的情绪会使人们的体温轻微上升，这也让自己的内心感到暖意。

不幸的是，这种相互作用也适用于另一个方向，比如回忆起一次怒火中烧的经历，无论所体验到的愤怒是来自自己还是他人。这里，精神上的重现同样可以传递相同的身体信号，可能会让心脏快速、激烈地跳动。

仅仅是上述细微的事例，就已反映出文化差异、精神传统，以及医学的基本理解，这些都深入渗透并影响到我们的日常思维、感觉和行为。其实，过去和现在都存在类似的应对方式，只是其在过去 200 年间逐渐被边缘化，就像自然疗法一样。稍后会简要回顾一下关于我们自身的有趣历史，但现在，先来继续探讨东西方视角的差异。

西方视角对我们而言可谓耳熟能详。现代医学深深打上自然科学的烙印，侧重于测量值、临界值、数据及事实，重点关注人体内可以进行研究的过程。作为患者的我们是医学研究的课题，从外部被观察和治疗。而从东方的角度来看，患者既是主体又是客体，

患者是主体和客体的统一

两者之间没有泾渭分明的界限，身心之间亦是如此。关注的重点主要放在心理过程上，因此患者的内省、自我观察和沉思是东方传统医学认知体系的重要特征。

这同样推动着医患关系重心的转移，患者不仅受到敦促与支持，还被要求更多地参与到治疗过程和健康呵护当中。正是患者的参与以及随之而来的主体性，让西方科学面临无法解决的问题：普适性结论几乎是不可能存在的，患者的诊断几乎无法进行相互比较，实际上甚至无法获取第二种意见，因为患者对自身的诊断结果产生着极大的影响作用。

因此，东方医学通常不会过于僵化教条，而是更为灵活与开放，更多关注每个患者在当前生活状况中的“第一人称视角”（不同于西方医学实验室中的“第三人称视角”），而没有将患者归入预设的框架。为了保持这种开放性，医生需要善于倾听，通常在病史采集方面要比现代医学同行投入更多的时间——而他们的疗效很可能正来源于这种对患者的全心关注。在慢性疾病治疗方面，东方医学的成功率与西方医学不相上下。若仅通过药物，例如心血管疾病药物、抗炎药、止痛药和抗精神病药等治疗慢性疾病，停药后常常会出现病症复发的情况。这往往意味着患者需要长期依赖药物，而且剂量可能会缓慢增加。虽然药物通常能够迅速见效，但迟早会出现不良的“副作用”。坦率地说，有时我们没有太多选择。我也不想过分强化这幅黑白分明的东西方差异图景，也不想过度指责制药业。您猜猜看，如果我在前一天进行了消耗较大的体育锻炼，第二天早上醒来时感到头痛和四肢酸胀，我会吃什么药呢？

我关心的其实是另一方面。除了医生或治疗师给予的关注，治疗效果在很大程度上还取决于患者自己如何识别身体信号。在这方面，正念是至关重要的一环。一方面在于医生对患者及其康复能力的信任，另一方面在于患者对医生以及自我修复能力的信任。

在本书中，我们已经多次遇到同一枚硬币的两面：应激反应与放松反应、好奇心与安全需求，最后却并非不重要的是疾病与健康之间的连续性，从分子层面的自我调节过程直到对整体健康的基本理解。东方医学的典型特征在于一种“兼收并蓄”的思维方式，不将主体与客体、治疗者与被治疗者、精神与身体彼此割裂、分离——即“阴阳之道”。

从这个意义上说，我们应该拓宽视野，例如询问自己：即使在生病时，自己身上的哪一方面是健康的？即使作为需要帮助的患者，我又能为自己的康复做些什么？我的弱点传递出哪些积极信号？类似这样的问题与现代医学中习惯的思考方式截然不同：从单纯地聚焦身体和疾病，转向更多地关注身心状况，掌握资源及可能性。

健康本源学——健康的体魄离不开我们自己的努力

在本章中，我们谈到了正念和心理一致感这两个主题。早在 20 世纪 80 年代，以色列医学社会学家亚伦·安东诺夫斯基（Aaron Antonovsky，1923—1994 年）就提出了“健康本源学”这一概念。他不仅关注病理学问题，即那些导致疾病的原因，而且思考健康如何产生并得以保持的问题。

令人惊讶的是，健康本源学的概念至今仍然受到质疑（尽管质疑的观点在逐渐减少），尤其是由于一种错误的想法，即以病理学为重心的经典医学体系因此会受到贬低。事实上，健康本源学从未被作为病理学的替代方法，而是更多地发挥了补充路径的作用。健康本源学应该被

健康本源学不是病理学方法的替代，而是扩展性补充

作为一个模型，在预防、早期诊断、抵御或排除致病因素和风险（例如定期看牙医或接种麻疹疫苗）以外，还要关注那些守护健康、建立或增强抗压能力，并降低现有压力的因素（例如健康饮食与充分运动的充分结合或是进行正念训练）。安东诺夫斯基也没有选择专注于预防，或专攻健康促进，而是始终将二者结合起来。这与思想体系的关系较浅，更多则关乎实用主义：如果在某些情况下，聚焦疾病的风险因素能够实现健康目标，当然很好；而在其他情况下，守卫健康的保护因素更能够命中靶心，也很不错。简而言之，安东诺夫斯基的目标就是在单纯地扩展自身的和我们的视角。

这种观点一方面要求全盘考量生活、工作和环境条件，另一方面还要考虑到——在所有这些因素中，某些受到外部变化（即环境）的影响，而有些则是我们自身可以有意识地改变，并且积极主动去塑造的。因此，安东诺夫斯基并非将健康视为一种静止状态，而是动态过程，他也认为人类始终在健康与疾病之间的连续谱上来回移动。因此，健康本源学不仅涉及患者（经典医学的研究对象），还包括所有希望恢复、保持、增强、促进并助益健康的人们。

对健康本源学的创始人来说，决定我们幸福的并不限于外部环境，更是对这些环境的应对能力。因此，安东诺夫斯基认为，健康本源学的一个重要组成部分是“心理一致感”，其包括三个关键特征：可理解性、可掌控性（其中也包括可塑性）和意义感。在前文我们已经看到，心理一致感与关键概念，如正念（作为前提）、控制力和心理韧性（作为后果）密切相关。这一切都完美地契合健康本源学的理念。

从健康本源学的角度来看，健康离不开我们自身的参与，而不是完全受外部力量的支配——积极参与、发挥自我能力、生成自身正念，或用现代术语中的“赋权”（empowerment）这一表述。谁又能比我们自己更能理解和掌控健康与幸福呢？

历史回顾——古老智慧的重现

让我们将视角扩展到其他医学传统，并且在更广泛的意义上去解读健康理念，是时候展开一场短暂的时光之旅了。在研究中，我们会不断解密更多的细节与关联，收集整合线索与证据——同时也进一步对那些源于东西方的“古老”知识进行验证。为了理解我们当下所处的时代，对历史进行简短地回顾会非常有帮助。

自古以来，有效的治疗方法总会代代相传，逐渐累积成为直觉性的治疗知识，其历史可追溯至数千年前。今天，古老的仪式慢慢地被重新挖掘（想想看，人们找到了五千多年前冰人奥兹身上携带的东西，甚至包括他身上的文身），并且重新建构起来（比如我们可以比较石器时代的洞穴发现）。然而，即使是历史不太久远的自然疗法，也受到机械思维等现代治疗路径的排挤，只能在小众领域内存续。我们所知晓的“现代医学”在当下的医学体系中处于主导地位。

这场时间之旅并不会追溯到亚当和夏娃时期，而是以古希腊的希波克拉底（Hippocrates，前460—前370年）为起点。这位现代医学的奠基人就已经强调将生活方式或“生活艺术”作为健康与治疗的重要前提。因此，希波克拉底所说的Díaita的内涵远远

在希波克拉底看来，“生活艺术”是健康和治疗的重要前提

超过饮食营养的范畴[1]，是健康生活方式和自我关爱的指南。在很长一段时间里，希波克拉底关于医学本质的观念发挥着决定性影响，尤其是他关于健康护理的“三分法”：除外科手术和药物治疗外，希波克拉底还将生活方式和个人责任视为健康的重要组成部分。在他看来，生活的目标之一是保持秩序、平衡与健康。如何较好地达成这个目标，也在一定程度上体现在心灵平和方面——不要与冷漠相混淆。今天，我们更常谈到的则是内心的满足、平衡与和谐。彼时，使用“工作生活平衡”（work-life balance）这样的理念来表述或许还为时过早。

如何实现这一生活目标，是一个系统性的方法问题（科学对此有所助益），是有节制、有序且富有表现力的生活方式（对此有所贡献的一方面是美德，另一方面是艺术）。希波克拉底将细致的分析引入医学，迄今看来，无疑迈出了具有开创意义的一步。他关于健康以及有意义的、理性的生活方式的看法，其核心元素在于自我责任——这在当时是全新的理念，因此应特别强调。对希波克拉底来说，每个人都是自己命运的主人。

在接下来的几个世纪里，在医学治疗的语境下反复强调自我关爱，而在宗教领域也有类似的情形，原因就在于两个领域之间具有紧密的连接。其关联性常表现为一种内在的治愈力量：我们认为，人类具有自我修复的倾向和能力。类似的医学理念也认为“外部医疗”和主导自我关爱与疗愈的“内在医生”之间具有互补性，例如，希腊医生盖伦

---

1 Díaita（Δίαιτα）在古希腊语中指“生活方式”，强调有意识地调节和整体健康，其现代英语的变体 diet（饮食）大幅削弱了语义的广度。

（Claudius Galenus，129—199 年）的医学思想就继承了希波克拉底和亚里士多德的理念，后者的哲学中也体现了希波克拉底的观点。在盖伦描绘的医学理念中，健康才是正常状态，而非疾病。他还强调要关注功能性联系和内在的调节过程，这些过程本质上会趋向于疗愈，即导向内在平衡。在这种背景下，医生并没有产生根本性的治愈效果，更多时候在扮演着支持者和促进者的角色。人类被认为处于一种健康的自然状态，医学的意义在于，医生需要与这种自然状态进行合作。因此，个体对自身的健康状态依然拥有强大的影响力。

随着基督教的兴起，个人救赎的责任被交到更高权力手中——神圣的创造不可触犯，最终也无法理解。疾病越发被视为对罪恶生活的惩罚，几乎完全挤压了医学进步的空间。虔诚的生活成为通向健康的唯一道路，因此对疾病的恐惧只是在滋养虔诚，从而取代了古典时期生活方式的艺术。

然而，在中世纪，药学慢慢迎来了崛起时期——颇有些讽刺的是，这一过程酝酿和发展于教会的保护伞之下。在厚重的修道院院墙内，植物疗法很早就在地中海地区教堂和修道院的草药园里得以应用。比如，随着时间的推移，希尔德加德·冯·宾根（Hildegard von Bingen，1098—1179 年）的草药学说不仅发展成为修道院医学，还与炼金术以及逐渐兴起的自然科学相结合，推动了生物化学和现代意义上药学的创立。虽然修道院的修士们开创了酿造艺术，但是修道院医学的发展主要是修女们的贡献。

希尔德加德·冯·宾根的学说在很大程度上与加盖伦的学说一脉相承。类似的思想也可以在 16 世纪瑞士自然哲学家帕拉塞尔苏斯那里看到。他描述了医生（负责医疗程序和治疗）和“生命原力”之间的相互作用，后者的理念在很大程度上与“内在医生”的含义吻合，体现着一种秩序化力量。帕拉塞尔苏斯认为它还与细微的或非物质领域存在联系，此处指的很可能是今天被我们称为意识或精神的东西，而意识或精神的概念在当时的欧洲还不存在，自此之后，它们开始就长期存在。即使在塞巴斯蒂安·克奈普（Sebastian Kneipp，1821—1897 年）的秩序疗法中，也出现了类似的理念。

所有这些发展的共性在于，治疗是伴随着调节过程存在的假设进行的，也就是说，治疗是动态的，通常是在自发地追求平衡，即一种可以受个体影响的健康状态。当这种自然倾向不足以维持平衡，或自我调节已经超负荷运转时，就可能需要外部干预。即使在现代病理学创始人鲁道夫·魏尔肖（Rudolf Ludwig Karl Virchow，1821—1902 年）看来，也的确存在着自我调节的概念，并且疾病可被视为超过自我调节负荷的表现。随着自然科学的兴起，这一观念才逐渐淡出医学视野。

法国哲学家勒内·笛卡尔（René Descartes，1596—1650 年）作为意义重大的里程碑式学者，产生了深远的影响力。

笛卡尔在精神与身体之间划定了一条深远的分界线

直至笛卡尔所处的时代，人类一直被视为身体、思想和灵魂的统一体，而笛卡尔则在心灵与身体之间划出了一条深远的分界线。这种最初仅在思想维度存在的划分方式，开启了全新的讨论，其中也涉及健康议题。仿佛打开了一扇门一般，门后出现的是前所未有的可能性和崭新的思想。然而，这并没有仅仅停留在空想阶段，随着时间的推移，这种认为精神与身体是两个彼此独立范畴的观念逐渐生根发芽，以至于这种二元论的视角和思维方式得到越来越广泛的传播，并最终深入人心。笛卡尔的想象已经在某种程度上得到了证实。

已经累积几千年的关于心灵与身体不可分割的知识宝藏，在历史长河中，尤其是随着19世纪现代自然科学的崛起，逐渐消失在大多数人的观念中，又在今天与心理生理学的概念艰难地重新建立起关联（可惜这总是发生在疾病的语境之下）。虽然亚历山大·冯·洪堡（Alexander von Humboldt，1769—1859年）曾描述过一个联系原则，将所有生物视为一个彼此关联的庞大有机体，这与佛教思想有惊人的异曲同工之处，然而他将不同的科学学科汇聚一堂的孜孜不倦的努力，最终却并没有拉近身体与精神之间的距离。他的学界同仁，来自英国的自然研究者查尔斯·达尔文（Charles Darwin，1809—1882年）提出了著名的“适者生存”（survival of the fittest），其所指的并非最强壮者，而是那些最能适应环境的个体，但是这也并没有让人们将健康定义为一种有效的适应性反应（自身调节）。

笛卡尔时期存在的基础概念逐渐出现了分歧，其结果是信仰和自我调节在健康问题上日益被边缘化。这些概念在自然疗法、经验疗法、补充医学或替代医学中仍然可以找到，直到近些年来都只是十分低调地存在着。

相反，工业革命点燃的科学热情主导了时代，创造了一个机械化的世界观。人类的身体被视为一台机器，在其发生故障时就需要修理。纯粹的功能视角导致医学主要关注身体和疾病（病理学），并且逐渐演变成一种高度专业化的备件替换和维修，这就是我们今日所熟知的医学模式。

这里并不是在怀旧，或是谈论那些理想化、浪漫化的想法。在所有关乎健康的问题上，没有人愿意返回中世纪，然而，如果我们能够将东方与西方、古老与现代的观点和方法彼此结合起来，则会带来珍贵而有价值的补充，关照到个体健康中曾经无法实现的方方面面。科学与精神性并不必然彼此排斥，两者都有其存在的价值，并且都能够促进健康。

我们今天在研究中所知的意义感或心理一致感对自我修复过程的作用，其中的部分内容也可以在古老文献和医学传统中得以发现，例如11世纪的阿拉伯医生伊本·布特兰（Ibn Butlan）、印度公元前5世纪的摩诃维拉（Mahavira）或是有着超过5000年历史的阿育吠陀（Ayurveda）。特别是在亚洲，常常可以发现循环和宏观系统的观念，以及合一与连接的思想，因此关爱和触摸在有意识或无意识地被用作治疗手段，仪式也扮演着重要角色。就像今天，我们需要开放、信任和信心来复兴古老的知识或是重新发现外来的知识，同样，在许多传统及文化圈中，医生与患者之间的开放、信任和信心也发挥着至关重要的作用。今天，或许比以往任何时候都更加需要这种信任和信心。

自然科学和精神性都能够促进健康

医生与患者之间的关系为何如此重要

自我治愈并不意味着独自完成治愈。只要能助益健康，外部提供的帮助不仅被允许，而且是受到欢迎、不可或缺的。我们已经看到，自身健康、自我形象及自身行为，在很大程度上受到与外部世界互动的影响。尤其在患病状态下，医生和治疗师自然承担着特别重要的角色。

患者的需求和要求因人而异，因情况而不同。对某些人来说，医生更多充当在背后给予肯定的顾问的角色；而对另一些人而言，医生则是治疗者或绝对的专家，他们会将自己完全托付给医生治疗，对其百分之百地信任。介于这两者之间的，是成千上万种灰色地带：医生可以是伙伴、侦察员、领航员、教练或是将任务委派给专家的经理人，也可以是著名的“白衣天使”，甚至可以声名狼藉。

对医生的能力、经验和人性的信任，是成功治愈疾病的关键因素。虽然人们常说“结果说话，治好最大”，但据称阿尔贝特·施韦泽[1]曾说：“实际上，这是一个职业秘密，但我还是要告诉你们。我们医生什么都没做，而只是在支持和鼓励人类内心的医生。”

自我治愈并不意味着独自完成治愈

因此，上面所说的“治愈者”一词也应用引号标出，就像切菜时一不小心没切到洋葱却切伤手指一样，医生更多是在关照自我治愈的过程，而不是亲自完成整个治愈过程。如果我们排除掉那些重大诊断或治疗干预，如手术或制订一整套复杂的药物治疗计划，那么在日常生活中，家庭医生和其他“初级保健医生在患者面前，主要扮演着提醒、了解和陪伴患者的角色，帮助其识别个体轨道的界限，确保患者不被引导偏离正确的方向。发生在体内的事情毕竟是私人事务，这也适用于治疗过程。遇到那些对治疗效果满口打包票的所谓“神医”，最好离他们远远的。

总的来说，信任有着复杂、时而十分脆弱的构造。医生

1 阿尔贝特·施韦泽（Albert Schweitzer，1875—1965年），德国哲学家、神学家、医生、音乐家、社会活动家、人道主义者，1952年诺贝尔和平奖得主，代表作有《敬畏生命》。

首先是专家，具有医学方面的能力，但是只要不涉及紧急情况，最终的决定权还是掌握在患者手中：患者选择自己信任的医生，没有患者的同意通常也不会开始进行治疗。

信任医生是成功治愈的关键因素之一

信任在很大程度上取决于彼此之间的沟通——其中自然也包括与医生的关系。为了能够相互理解，双方都必须尽力而为：医生需要尽可能富有同理心地用心倾听，同时清晰地给予建议和传达信息；而患者则需要能够理解医生的话，并做出决策。因此，提问和/或追问不仅合法，而且非常重要，因为这有助于真正理解医生所说的意思，并且建立医患信任关系。如果不能立即领会每一个词，那也不要紧，但双方必须说相同的“语言”，才能进行有效交流。

根据我们从脑科学、健康和健康本源学研究，以及应用预防医学中所获取的一切知识，成功的医患关系的关键在于全神贯注、倾听、感知并回应对方，表现出对对方的尊重和关心。简而言之，成功的医患关系不在于单纯的专业知识，而在于真正的同理心——这一切都有助于激发自助和自我修复能力。对医生而言，良好的医患关系同样是有益的，对双方均有帮助，通常比简单开出一张写满了字的处方更加有效。为了实现这一点，医生应当能够识别、了解并克服自己和患者内心的抗拒，甚至反过来善用这些抗拒的力量。可是，说起来总归容易，真要做起来却很难。

尤其是医疗行业往往有着巨大的工作负荷和时间压力，面临职业倦怠风险的人数也特别多。不少医生和治疗师因他人的不幸而感到深深的绝望，这样一来，患者接受到的护理质量自然也会受到影响。恰恰是医务人员群体面临着较大的职业倦怠风险，初看起来似乎有些不解——因为他们本来应该对压力和长期负担背后的风险有最清楚的认知。这说明在实际工作中，处理压力并不像表面看上去那么简单。毕竟，护理人员、医生和治疗师也是普通人，他们的健康同样不应被忽视，而应得到和其他人一样的关注。

此外，医生还承担着一种特殊的榜样作用，无论他们自己是否愿意接受这个角色。如今，人们很难想象，一名医生在上班时在医院走廊上一根接一根地抽烟，同时还咳嗽个不停，而这种情况其实距离我们并不遥远。我自己曾做过两年护理助理的工作，每个工作日都从值班室开始（当时正进行交接班），房间里弥漫着浓浓的烟雾，几乎看不清自己伸出去的手臂。然而，这并不是我想表达的核心。无论是过去还是现在，医生的榜样作用最为突出的地方，在于其自身的言语影响力。在作为临床医生的经历中，我曾无数次亲身体验过这一点，而其中有一个案例让我记忆犹新。

当时，我在神经科担任病区医生，负责照顾一位相对年轻的患者，他正与严重脑卒中的后遗症做着顽强地斗争，几乎完全丧失了行动能力，情绪低落，这完全可以理解。与此同时，他对生活依然保持着积极的态度，迫切地希望参与到康复过程中。他问我："我自己能做些什么？接下来要完成的目标是什么？"

我回答道："一旦您能再次独立站起来，就可以尝试迈出第一步，然后就继续向前走。首先，请试着专注于一点——不仅仅是坐在轮椅上，而且要尝试站在轮椅后面，甚至推着轮椅走上几步。您想试试看吗？"

其实，我当时只是想鼓励他保持乐观，根本没有意识到这一番"鼓励"会产生多么深远的影响。直到 7 年后，我才真正明白其带来的意义。有一天，我收到一封他寄来的信，随信还附了一张照片，照片里的他正微笑着，独立站在那里。他费尽心思找到了我的地址（那时我已经搬到德国的另一个地区生活，中间还在美国待了一段日子，刚刚回国不久），并在信中写道："我已经做到这一步了，接下来该做什么呢？"

整整 7 年间，这个男人几乎每天都在想着我当时在他病床前随口说出的那些话。毫无疑问，并不是每个人都能像他一样坚持这么久，因此，我们都很幸运——他在最终实现自己的目标之前，没有被困难击垮。但在这期间，他一定经历了无数次的挣扎，或许也是因为我把脑卒中后重新学习走路这件事说得过于轻描淡写。言语可以是治愈的力量，同时也可能是残酷的武器。因此，医生不仅拥有极大的影响力，同时也承担着相应的责任和风险，必须对此保持警惕。有时，医生也需要葆有一份谦卑之心。这也正是为什么医学被称为"治疗的艺术"——因为不仅仅是理性思考在起作用，对情感的关照同样不可或缺。

尽管医生的沟通能力至关重要，但在科学研究规划中以及临床实践培训中，只是被部分纳入了考量——即与真实患者的互动。从这个角度来看，我们很难责怪一位医生，因为即便他拥有广博且前沿的医学知识，却可能从未真正接受过专业的训练，从而能够恰当地向患者传达这些信息——从未有人这样要求他。就像师范教育长期以来过于侧重理论，而忽视了实践教学方法的培训一样，如今医学领域也开始逐步弥补这一缺陷，而这当然不是一朝一夕就能实现得了的。

在医患沟通失败的地方，往往会出现一种现象，我的同事格拉尔德·许特尔将其称为"管理思维"：每位患者只能分配到几分钟时间，任何额外的交流都会增加成本——而成本控制似乎成为了唯一的考虑事项。在这种情况下，患者首先被视为一个病例、一组数据或一个费用因素，其次或许还被视为一个档案，最后才是一个完整的人。或许这个描述有些夸张（而且医务人员并非有意如此），但这可能也是导致以下现象的原因之一：为什么越来越多的年轻人，尤其是在互联网环境成长起来的一代人，与现实中的医生相比，更信任“APP 医生”和“谷歌医生”。和现实中的挂号问诊比起来，网上的信息比预约医生更加唾手可得。在曾经的那个时代，“患者”一词在拉丁文中的原始含义是“耐心承受者”，然而那一页历史已经翻过去了，必须要将这一点考虑进去，而这种变化也有其积极的一面。患者希望更加了解自己的健康状况，并且想知道：“我能做些什么来让自己康复？”

在许多地方，“白衣天使”的美好形象受到了贬损，因为医生往往显得过于高高在上、晦涩难懂，与患者的距离太远。此外，医学技术的发展令人敬畏，以至于让许多患者望而生畏。尤其是现代医学的高科技设备，对普通患者来说往往像航天研究一样艰深，难以理解。在这种情况下，谁还敢提出不同意见呢？谁又能与医生的专业意见抗衡呢？如果真的提出不同看法，是否会惹上麻烦——导致与医生、医保机构、雇主，甚至家人之间产生矛盾呢？然而，对于任何心存疑虑的患者，建议您可以向医生提出一个简单却重要的问题：“您会接受或建议自己的孩子去进行这种治疗吗？”可惜的是，许多患者不敢提这个问题，而医生可能会误以为切都已经和患者说清楚了。

如果医生与患者之间的距离过大，就可能出现我们原本应该极力去避免的事情：患者对医生的信任缺失，其内心产

共同决策会增强自我治愈能力

生无助、被动和绝望感。医患关系应该是合作式的，患者应该积极参与、融入治疗过程中。

这并不是一种迎合客户或服务对象的流行趋势，而是因为这样能够增强患者的自我效能预期。自我效能预期在很大程度上参与决定了一个人如何应对疾病、与疾病共存，以及在患病的情况下对自身健康程度的感知。因此，如果患者面对的是一位富有同理心、能够共同参与决策的医生，就能够激发他们的自我治愈能力。

一种有可能的推进路径在于：提高医生参与度，减少药物的应用。换句话说：用时间和关怀来替代快速干预和开处方。这种关怀不仅包括详细的既往病史调查，还可能导致放弃采取某些措施，比如不要立即对膝盖进行手术，或者先观察一段时间，看看运动能给背痛或抑郁情绪带来哪些影响。

我们的健康系统会用奖励去回馈行为。这是标准化流程（也包括结算流程）的结果。等待和患者的自我关怀并没有被优先考虑，因为这些不像处方和药品剂量那样容易在行政管理上进行计算量化。然而，这种现行的理念必然导致医生采取行动，因为这样对于医生自身的经济收益方面“更有意义”。毕竟，这关乎医生自身的“生存”问题。在此情形下，首先得到支持的是医生和药剂师，或者说是已经固化的医疗结算机制，其次才会考虑到患者的健康——在个别情况下，治愈反倒成为一种“副作用”。

然而，为患者提供具有针对性的信息，不应该是一种“副作用”，而要作为主要目标，以提供更加个性化且有效的帮助。在理想情况下，这是一种基于平等沟通过程提出的专家建议，必要时由医生、治疗师和其他支持人员共同组成的、彼此协调配合的团队提供。背后的原因在于，信任的建立依托于透明度。

开诚布公——“开放病历”项目

高透明度作为一种有益工具，真的可行吗？还是说，它只会让患者感到困惑不解，甚至带来额外的忧虑和恐惧呢？自2010年起在美国开展的“开放病历”（Open Notes）项目（www.opennotes.org）的运行状况引人注目，证明了提高透明度带来的实际益处。该项目的联合创始人之一是我的同事，汤姆·德尔班科（Tom Delbanco）教授。他是美国全科医学学术界泰斗，哈佛大学全科医学教授，几十年来始终坚持倡导医患关系的改善。我曾有幸加入波士顿的“开放病历”项目团队，亲身参与其中，直到今天仍然与项目团队保持着深度联系。

无处不在的互联网接入访问确实产生了负面影响，但同时也提供了一些直到最近还被认为全无可能的选择。虽然早在二十多年前，美国公民就可以自由访问他们的临床信息和医疗记录，但是仍然存在某些例外情况，比如在患有严重精神疾病的特殊情况下可能会面临访问限制。然而实际上，对患者来说，想要获取自己的数据却并不太容易。通常情况下，患者需要正式致信主治医生，正式向对方提出获取相关文件的申请，而且往往只能拿到纸质版文件。在德国情况也类似。

如今，电子健康档案时代已经到来，患者可以像使用网上银行业务一样，通过安全的互联网门户（“患者门户”）网站，登录个人专属账户，更方便地查看自己的健康数据。批评者指出，这可能会导致信息泄露和安全问题，也对随之而来的隐私安全问题提出

透明度可以建立信任

警告。与此同时，医生则担心这会对工作流程造成干扰，患者或许会在阅读了未经筛选的信息后感到忧虑不安。支持者不仅希望这种做法能够提升整体透明度，更重要的是期待这能为医疗资源匮乏群体提供更便捷地获取健康信息的渠道，并鼓励他们更主动地关注并认真思考自己的健康体系和健康状况。而这也有助于患者对自身的健康状况有更清晰的认知，更积极地参与治疗决策环节。

虽然关于该议题的争议始终没有停歇，但这个理念得到了奥巴马政府的支持。目前已有超过一千万名美国患者在此类门户网站上注册，积累了可信性较高的研究成果。如今，人们已经认识到，在改善患者教育、慢性疾病管理，以及提高医疗服务效率方面，安全的患者数字化平台确实展现出相当的潜力。医疗关注的焦点正在从传统的医患点对点沟通，逐步转向覆盖面更加广泛的患者联合体，将患者的日常生活、家庭环境、照护者、亲属及家庭成员纳入进来。信息交流频率的提升弥补了信息鸿沟，优化了整体医疗服务。患者似乎非常认可这种便捷、灵活的信息访问方式。尤其是健康状况较差的人群，能够更轻松地与家人和其他亲属讨论自己的健康数据，从中获益明显。

项目运行一年后进行的首次阶段性总结已经呈现出引人注目的结果：4/5 的患者阅读了自己的病历记录，对该服务展现出浓厚的兴趣；2/3 的受访者表示，该项目在临床上具有重要的潜在益处；99% 的患者希望在研究结束后继续使用该服务；85% 的患者认为，在未来选择医生时，这项服务将作为一个重要考量因素。此外，在研究结束后，没有医生选择终止“开放病历”的项目实践，这一点尤为显著。

2013—2015 年期间，对定期使用该服务的患者群体再次展开调研，以对他们的数据进行更为翔实的研究，研究的重点群体是有频繁就医需求的慢性病患者，也曾定期在线查阅自己的病历。该患者群体分享了许多积极的体验：对健康信息有了更深入的理解，医疗质量有所提高，自我照护能力增强，医患关系得到改善。其中，最为显著的变化在于“更好地理解”，尤其是通过（就医之后的）“记忆重温”和“改善或确认对自身健康信息的理解”。在这种变化发生之后，患者还提到“增强了对医生的信任”“改善了药物管理（包括用药行为）”“增强了控制感”以及“自助能力（自我管理能力）的提升”。许多患者还表达了愿望，称“希望能继续扩展医疗病历文档的便捷访问”。

“开放病历”项目在美国已经从初级护理扩展到门诊专科医疗服务。越来越多的住院机构也参与进来，部分原因是美国医师协会（American College of Physicians）和美国医学研究所（Institute of Medicine）已经正式推荐医生使用“开放病历”项目。在欧洲国家，如英国、丹麦、爱沙尼亚、西班牙和瑞典等国也出现类似的做法。推行“开放病历”项目的医疗机构、患者、消费者保护组织，以及医生确实都见证了透明度的提升，通过增强患者参与的主动性，创建了医患沟通的新标准。

在德国，与“开放病历”类似的项目可能会给创造更加良好、透明的医疗环境带来光明的前景。然而，在深入研究提供更多信息之前，医生和患者并非必须等待顶层设计者和相关决策者作出决定。透明度、尊重、公平、认可、同情，以及行为、关怀和信任，这一切的启动都不必等待官方发出正式号令。尤为值得注意的是，得到改善的不仅仅是治疗效果，就连药物的疗效甚至都会受到影响：如果患者在没有觉察或是没有医生的关怀陪伴时服用了相同药物，在某些情况下甚至可能完全抵消药物有效成分的疗效。希波克拉底深刻地认识到，患者的期望在治疗过程中起到了重要作用，这正是在说“安慰剂效应”的合理利用。

安慰剂——从讨厌的方法错误到“必达之处”

请稍等！在您认为“我早已弄明白安慰剂效应了”并打算快速跳到下一章之前，先稍等片刻，否则您不仅可能错过安慰剂研究的新发现，还会错过理解自我修复密码的关键环节。

自从笛卡尔时代以来，身体健康的精神和自我调节层面被医学“正式”排除在外，但这并不意味着这些理念自此完全消失不见，而是以另一种方式重新得以显现，在今天被我们称为“安慰剂效应”。希波克拉底的“生活方式”及那种虔诚的生活，这些曾经被归属于个人行为范畴的东西，现在越来越多地掌握在医生手中。但是这并非医生所愿，在他们看来，安慰剂效应是一种恼人的干扰因素，扭曲了医疗手段，让科学有了原本不必要的复杂性。长期以来，安慰剂效应一直被视为一种错误，应该规避、绕行，甚至应被完全消除，遗憾的是，这种观点直到今天仍然存在。即使安慰剂效应带来了令人惊讶的治愈效果，大家谈论的也不再是感激、喜悦和裨益，而是偶然、幸运的巧合和结果的扭曲。人们称之为“个体因素”，但并没有认可其价值，也没有从应当积极整合的角度来看待。

这无疑与安慰剂效应至今很难进行客观预测或控制有关。然而，其存在本身是毋庸置疑的，不仅在日常生活中可见，而且在实验室或磁共振成像中得以证实。我们今天可以毫无疑问地确认，期望和想象力具有多方面的影响，甚至会影响自身健康，通过利用普遍的自身调节的生物学原理来发挥作用。然而，其作用方式在个体之间却极为不同。您可以通过尝试品酒来体验这一点：个人的过往经验、文化和个人的期待，以及作为个体的独特混合因素会共同参与。而且，正如我们今天所知，基因组成也在其中发挥着作用。

令人惊讶的是，在盲品测试中，不仅那些自诩为葡萄酒鉴赏家的品酒者，甚至是品酒专家也很难区分红葡萄酒和白葡萄酒。如果葡萄酒不是您的心头好，那么用不同种类的果味酸奶进行盲品测试，这些酸奶有着相似的浓度和质地，盲品测试结果同样令人失望。我们所品尝到的味道不仅仅由舌头和鼻子来决定，眼睛显然也功不可没。然而，我们的感知主要取决于我们期待去感知的内容，而后者是可以被影响的，有时这种影响甚至可以达到一种难以置信的程度。

在一个著名的实验中，实验者让受试者观看两支篮球队训练的视频，分别身穿红色和白色球衣。受试者的任务是计算每支队伍连续传球的次数，直到对方抢到球为止。实验结束后，受试者被询问，是否注意到观看视频时有什么特别的事情发生。大多数受试者回答没有——事实上，他们没有看到一个穿着黑色大猩猩服装的人走过镜头，向镜头挥了挥手，就离开了。大多数受试者的注意力都专注于篮球和计算传球次数，以至于压根儿没有注意到其他任何事物。

可以这样讲，我们只能尝到自己能够想象去尝到的味道或期待尝到的味道，只能看到我们专注于看到的东西。我们感知到的，是我们相信自己感知到的——即使事实并非如此，或者对最显眼的部分完全视若无睹。这在某种程度上只是安慰

我们的期待和想象力可以影响自身健康

剂效应的前奏，因为安慰剂效应并不像许多人所认为的那样，局限于心理层面和感知层面，而是会产生实实在在的生理影响。我们的感知在身体和行为上留下了可测量的痕迹。

这不仅仅限于红葡萄酒尝起来像白葡萄酒，或者一个“被无视的”大猩猩这样的问题。即使在医学领域，我们同样容易受到心理暗示的影响。比如，注射器的大小会影响药效，注射器越大，效果看起来越好；药片的颜色和价格会增强其被感知的疗效，仅仅是因为这些因素改变了我们的预期，即使它们对药物本身的有效成分没有任何影响。这种效应甚至可以延伸到假手术，比如膝关节手术。美国骨科医生布鲁斯·莫斯利（Bruce Moseley）曾进行过一项著名的研究：他将患者分为两组，一组进行了真正的膝关节手术，医生去除了受损的软骨、平整了关节表面并对其进行冲洗；而对另一组患者只是假装进行手术，医生仅在他们的膝盖上做了两个小切口，没有实际进行任何手术，与此同时，这些患者被安排观看真实手术的录像，让他们以为自己确实接受了真正的手术。令人震惊的是，两组患者的康复效果完全相同，即使在两年后，两组患者的治疗效果也没有显现出任何差别。怎么可能会这样呢？

无论是安慰剂、假治疗还是假手术，安慰剂效应本质上是一种反馈和赋予意义的心理效应，这个过程发生在大脑之中。正如我们所见，我们的感官可以受到影响甚至是“欺骗”，不仅如此，心脏及其他所有内脏器官同样是“盲目”且“失聪”的，决定性的解释过程发生在大脑中。大脑是指挥和控制中心，身体的其他器官则是“执行机构”，只是接收指令并反馈信息。因此，大脑是安慰剂效应的发生地。在此，我们可以主动使安慰剂效应为我们所用。

安慰剂效应的产生基于自身过往的积极体验，这些体验被我们的大脑记录下来，并在需要时予以调用。从学习过程的意义上说，这是一种积极的条件反射，会导向积极期待，而积极期待又会促进某些神经递质的释放，尤其是多巴胺，不仅是期待与渴望的激素，现代分析技术和影像学研究还发现，其还与发挥奖励作用的内源性阿片样物质的释放相关。尽管治疗可能会失败，但成功的胜算相对更大。我们满怀期待的心理状态会促使大脑向身体发出积极信号，让身体为即将到来的佳音做好准备。如果我们的健康状况此时正受困于压力和紧张，仅仅是正向期待，比如“妈妈会悉心照料我”或“止痛药立刻就会奏效”，就能够降低压力、缓解炎症反应，从而能让我们放轻松，改善健康状态。安慰剂效应不仅在服用安慰剂时显现，甚至在使用真正的止痛药时也能额外增强疗效。如果医学界能够有意识地利用这些机制，并制订一套精细的“期待管理”策略，而不是任由其随机发生，那么完全可以发挥其积极价值。

有压力的时候，只是想着一切会慢慢变好，就已经能让人松一口气了

需要补充的是，某些正向期待并非完全由个人经验直接产生，也可能是间接形成的，例如通过文化传承或从同侪的行为中习得。这些因素早已深深植根于内心，但与我们切身经历之间的关联往往并不明显。此外，从进化的角度来看，这种针对安慰剂的“易感性”已经被固化保留为人类身上的特征，但其生物学基础却因人而异。简单来说，有些人对安慰剂反应更强，而另一些人则较弱。这种差异在一定程度上与先天的多巴胺代谢有关。

然而，如果有人认为只有在我们不知情的情况下，即在

受到某种欺骗时才会发生安慰剂效应，例如服用“虚假药物”或接受“虚假治疗”，那么前沿的研究结果则格外值得关注：即使患者知道自己获得的是安慰剂，仍可能产生显著的疗效。

从“开放标签安慰剂”到“伪安慰剂”——研究“新大陆”

别将“开放标签安慰剂”（open-label placebos）与上文提到的“开放病历”项目弄混了，但两者在方向上确有相似之处。与传统安慰剂研究相同，这里的“开放标签安慰剂”指的同样是无活性“药物”，同时又没有刻意隐瞒真相。

长期以来，人们一直在讨论，安慰剂治疗在伦理上是否或何时能够被接受的。毕竟，患者可能正遭受严重疾病的折磨，在这种情况下，仅进行“虚假治疗”或不使用有效药物，如何能被认为采取了负责任的做法呢？因此，在安慰剂研究中，科学家通常会选择健康人群来开展实验，例如研究疼痛感知的问题，并将结论推广到所有群体。长期以来，科学界一直在寻找方法来巧妙地绕过这一伦理难题。其中一个可能的解决方案隐藏于以下问题背后：如果患者清晰地知晓自己服用的是安慰剂，安慰剂是否仍然会发挥作用？“开放标签”意指，患者会被明确地告知，他们所服用的是不含任何活性成分的“虚假药物”，但这些药物可能会对自我修复能力产生积极影响。如此行事，就不再涉及任何欺诈问题。

该研究方向才发展了短短几年时间，长久以来，将安慰剂效应透明化的尝试似乎都过于牵强。而最近出现了对偏头痛、肠易激综合征、慢性背痛和抑郁症等不同疾病的研究，其中绝大部分都是在哈佛大学教授泰德·卡普查克（Ted

Kaptchuk）的主持下进行的。研究结果令人惊讶：即使患者知道自己服用的是安慰剂，其依然能发挥疗效。换句话说，自我调节机制在“公开透明”的情况下依然可以发挥作用，并且在本质上是其可以得到激活。这意味着患者的不知情并不是形成安慰剂效应的必要条件。

很幸运的是，我的办公室有一阵子距离泰德·卡普查克的办公室不过几道门之遥。在阅读本书的过程中，您已逐渐对我有所了解，那么您能想象，我在茶水间或内部会议上与泰德的交流是多么振奋人心吗？您又是否能想象，我是如何兴奋地向身边人分享这些见闻呢？然而，并不是所有人都对这个话题有兴趣，即便是在哈佛，泰德也在很长一段时间里面临巨大阻力。不过这种艰难的境遇如今已不复存在。

值得注意的是：患者应了解，他们对身体自我修复的影响无法被精确预测，并且在任何情况下，这些影响都是有限的，毕竟谁也无法绝对保证健康。认识到这一点往往并不会让患者感到沮丧，反而会让他们感受到解脱、放松。这种理解卸下了患者的心理负担，从而不会觉得“所有一切都取决于自己”，降低了原本存在的焦虑，反倒有助于更好地自我修复。知识有时可能会施加压力，但同样也蕴藏着强大的治愈力量。

治疗环境会影响康复效果

多年以来，乌尔里克·宾格尔（Ulrike Bingel）教授一直在德国从事安慰剂现象的研究。她的一些较新的研究成果表明，治疗的既往经历或首次治疗时的环境，对后续治疗结果的成败起着决定性作用。现在这还会让我们感到惊讶吗？这种影响甚至延伸到服用药物的方式，比如患者是否愿意服用药片，或者是否曾有过不佳的服药体验，是否害怕打针等。对此，家庭影响或文化因素可能发挥重要作用。此外，治疗环境也有很大影响，许多患者在医院或诊所内会感到紧张或不太舒服，甚至候诊室的氛围也可能影响患者的预期。所谓“白大衣高血压”指的是患者因身处诊室而导致血压升高的现象。研究还表明，在医院环境中，充足的自然光、绿植，以及尽可能低的噪声水平，都有助于带来更光明的康复前景。对医院环境进行相应地改造当然需要一定的投入，但它会加快患者的康复进程，降低药物需求——这对所有相关方来说都更有利，唯一例外的或许就是制药行业。

即使不进行大规模的医疗环境改造，也可以通过将患者的既往经历纳入治疗过程，实现最大程度利用安慰剂效应的目的。虽然这种“安慰剂效应的个性化”比标准化治疗更费时，却非常值得，因为其不仅可以改善康复过程、缩短住院时间，甚至在极端情况下能提高生存机会。尤其在紧急情况下，患者的感知能力通常会受到严重限制。听到“癌症”或“大出血”这样的字眼时，他们往往只会选择性地接收信息——有时甚至仿佛进入了恍惚状态。因此，治疗的关键不仅仅是简单地将化疗或输血过程的细枝末节解释清楚，在紧急情况下，过量信息会适得其反、弊大于利，只会让患者更加困惑不解。在危急关头，医生的职责不仅仅是复位骨折或止血，更重要的是给予患者关怀、安慰，使用积极正面的语言，强调康复和痊愈的可能性，而不是疾病导致的损害。选择正确的语言表达，就像在前文论及医患关系时所说，恰恰能够有效激发安慰剂效应，恐怕没有比这更简单的健康促进方法了。

比如，这种方法同样可以体现在药品说明书上。说明书通常会详细列出可能的副作用，当然，这一点是完全正确且有必要的！但是，其中却很难找到关于药物功效，以及积极康复前景的信息，至少没有用通俗易懂的语言来描述。许多制药公司因此放弃了利用安慰剂效应来增强药效的机会，尽管患者完全可能从中受益。而如果这样做能让产品带来更佳的疗效，受益方也会是他们自己。

让我们来看安慰剂效应的另一面，就拿伪安慰剂来说，实际上是含有某种有效成分的药品，严格来说其实不算真正的安慰剂。然而，这些成分并不是为了对症治疗被诊断出的疾病（或者其药效微乎其微，使得该药物“几乎无效”），从药理学角度来看，基本没什么效用。这并不是一个纯粹的理论问题，尤其是在全科医生那儿，伪安慰剂特别受欢迎，每天都有大量伪安慰剂处方被开出。许多全科医生认为患者期待他们开出某种药物，因此，他们往往会选择一种自己信赖、自己相信有效或至少确信其不会造成伤害（遵循“无害”原则）的药物，而有意识或无意识地选择具有一定“安慰剂潜力”的药物。受到医生的信服力及患者信任度的影响，这种做法可能确实会发挥安慰剂效应，带来些好处，但也可能付出代价。抗生素就是一个典型案例：医生经常在各种症状或就诊场景下开具抗生素，很多情况下并没有什么大问题，但这种做法可能导致耐药的风险，当患者真正需要强效抗生素时，其潜在药效已经被消耗掉了。此外，许多基于自然疗法和植物疗法的药物也常被医生以“伪处方”的方式开具，尽管一些植物药确实对特定疾病有明确的疗效证据（而且它们并非“全然无害”），但仍经常被作为“伪安慰剂处方”使用。

因此，我所期待的是更多患者能够主动向医生询问可能的伪安慰剂，这样不仅能限制潜在风险，还能让患者获得自我效能感，感知到自己成为更加理性、更有能力的医疗决策者。未必所有的治疗都要依赖医生才能完成，我们也完全可以，当然最好在医生的指导下，更加坚信自我修复能力。这或许正是安慰剂效应带给我们最重要的启示。

我们也可以去关注，积极预期会带来正向结果，从而实现安慰剂效应，避免让安慰剂效应的正面力量变成同样强大的反作用力——反安慰剂效应。

反安慰剂——为什么负面思维会带来危险

正如我们在前文中已经了解到的，自身的动机和奖励系统也会对吸烟、过度饮酒等负面行为做出反应，在负面预期的情况下亦是如此。正如乌尔里克·宾格尔的研究所证明的，药物的不良副作用部分可以归因于患者的预期。

这可能导致在药物剂量极小、实际上还无法产生任何药效的情况下，副作用就已经出现了。就像在安慰剂效应中，期望帮助我们实现积极预期一样，在反安慰剂效应中，恐惧将负面预期转化为疼痛这样的感觉。比如，如果我们相信止痛药能起作用，尽管理论上来讲服药后半小时才会起效，但可能在几分钟内就会有止痛作用；而在反安慰剂效应中，仅仅是牙钻的声音就会让我们颈部肌肉紧张，或者“化疗”这个词就能引发恶心的感觉。负面思维会导致身体应激，如果这种状态持续存在，可能会促进慢性炎症性疾病的发生，比如胃肠不适、消化不良或关节疼痛等。

从神经生物学的角度来看，在安慰剂效应发挥过程中，内源性阿片样物质和多巴胺在体内的分泌增加，会抑制疼痛等感觉的传导。而在反安慰剂效应中，可能发生完全相反的情况，神经递质的分泌被抑制，增强了疼痛的感觉，其间大脑中的疼痛中枢变得更加活跃，这已经得到脑部扫描的证实。更有甚者，可能会出现负面预期完全抵消了高效止痛药作用效果的情形。尤其当慢性疾病患者尝试了许多治疗方法，但都没有见到疗效时，担忧的预言往往会转变为现实。患者所预期的疼痛刺激越消极，感受到的疼痛就越强烈。

在免疫系统中也有类似的研究发现。通过血液检测可以证明，负面预期会削弱免疫细胞的功能。因此，反安慰剂效应不仅可以让药物失效，甚至会产生危害性后果。简言之，负面思维和悲观主义可能减损自身的健康状态或治疗效果，对疾病的恐惧能让人真的生病。

反安慰剂效应之所以如此危险，还有一个原因在于，其实现起来比安慰剂效应容易得多。很简单，因为我们的思维一般或大部分时间都集中在负面情绪之上，无论男女均如此。我们在前文已谈到过这一点，同时也说明这并非不可避免，并非命运使然，事实即是如此。

对疾病的恐惧能让人真的生病

在避免反安慰剂效应方面，首先需要强调两个关键点：一是医患沟通，二是安慰剂效应。医生应尽量避免让患者淹没在过量的信息流之中，换句话说，不要用晦涩难懂的医学术语使其困惑不解。此外，正如我们今天所了解的，某些特定词汇或短语可能会是触发反安慰剂效应的开关，例如“请咬紧牙关，马上会有刺痛感”。医生的预测不应仅仅聚焦于消极方面，以免加重患者的担忧和恐惧，而应突出治愈的可能性。此外，不会导致误解地、正确地传达风险信息尤为重要，因为这样可以在外部环境可控的范围内将患者的恐惧降到最小。

美国心理学教授丹·艾瑞里（Dan Ariely）博士曾将安慰

剂效应称为宇宙中最令人神往却最少被利用的力量之一，而鲜少利用这一点可能即将得到改变。因为对安慰剂效应和冥想的研究，为我们能够主动影响自身健康这个问题，提供了令人印象深刻的证据。例如，正念冥想可以部分激活与安慰剂效应相关的大脑区域，这意味着安慰剂效应的疗愈效果有很大的概率可以通过训练得到增强。在这一过程中，人体内源性奖励系统起到了关键作用，尤其是内源性阿片样物质深度参与，此外几乎所有相关的神经递质也都同时参加，包括多巴胺、肾上腺素、去甲肾上腺素、催产素和 5- 羟色胺等。

因此，正念可以被视为一种应用型安慰剂效应——一种“给自己开的安慰剂”，通过主动培养正念来促进自我修复过程的发展。最棒的一点在于：只要稍稍练习，效果便能显现。正念训练并不要求人们必须达到佛教僧侣在修行冥想中的高深境界，即使是初学者，也能收获颇丰。这一点越来越多地得到安慰剂和冥想研究成果的证实。

科学研究日益清晰地揭示的事实，或许早已被一位先驱所预见——此人就是赫伯特 · 本森，心身医学的创始人。

心身医学——兼具跨学科性、健康促进性与挑战性

2001 年，我第一次来到哈佛医学院，着实让我大开眼界，却不是因为哈佛美丽的校园，而是那里弥漫的“学术精神”。与我们不同，在美国，跨学科合作并不是什么稀奇的事，人们不会仅从自己的专业角度（比如神经学）来看待问题，还会进行跨学科思考与实践，积极交流、共同协作。不同的观点和思维方式并没有被视为障碍，反而作为拓展思维空间的机会被欣然接纳，这种思维的融合深深触动着我。这

种整合性思维方式正是在心身医学中得到了最好的体现。事实上，跨学科视角是心身医学的正确打开方式。在这一医学理念下，为了全面理解患者，不同的视角、学科、技术与方法汇聚到同一个屋檐下，在同一个体系中共同发挥作用。

心身医学在美国的发展，比在德国更加水到渠成，在很大程度上与威廉·詹姆斯（William James，1842—1910 年）的贡献有关。这位美国心理学家和哲学家曾任教于哈佛大学，是美国科学心理学的奠基人，也是最早从自然科学角度研究心理学的学者之一。然而，他并没有将身体和心灵视为相互独立的个体，而是认为二者同属于一个统一的有机整体，在其理论体系中，意识状态与大脑状态之间存在着紧密联系。詹姆斯的研究重心在于人类的感知和预期心理。正因如此，健康本源学、心理一致感和心理韧性这些主题并没有被束之高阁，而是在科学界的舞台上备受关注。自威廉·詹姆斯以来，心理学及美国社会学领域，尤其关注健康与资源的研究。

回顾来看，赫伯特·本森在哈佛大学威廉·詹姆斯曾经工作过的办公室里进行了多项研究。人们不禁要问：还有哪里比这里更合适呢？

正是在哈佛医学院，赫伯特·本森（Herbert Benson）在完成了喜马拉雅探险之后，创立了心身医学研究所（Mind/Body Medical Institute），现更名为本森-亨利心身医学研究所（Benson-Henry Institute for Mind Body Medicine），他一直担任研究所领导职务，直到最近才卸任。20 世纪 70 年代以来，一种“新医学”在这里逐步发展起来，并以波士顿为起点，传播到整个美国，如今在医疗体系中已有一席之地。

美国国立卫生研究院（National Institute of Health，NIH）将心身医学定义为："一种关注大脑、精神、身体及行为之间相互作用和关系的医学，同时研究情绪、心理、社会、精神，以及行为因素对健康产生直接影响的有效方式。每个人天生具备自我认知和自我关爱的能力，将其视为基础性价值，值得被关注、唤醒和培养提升。"心身医学理念整合了医学、神经生物学和行为心理学的核心研究成果，并将前文我们已经了解的多个重要方面融为一体——从应激反应与放松反应，到大脑的自我调节机制，再到健康本源学和安慰剂效应。关于自我关爱这一核心方面，将在下一章对其关键要素展开深入讨论，并给出具体的实践方法。心身医学基于这样一种认知：每个人都具备自助能力，因此它的目标是长期增强个体主动性，激励人们采取行动，将自己的生活塑造得更加有益于健康。患者自身的积极参与，是克服无助感、提升自我效能感的最佳途径。

为了形象地说明心身医学在医疗体系中的地位和重要意义，赫伯特·本森喜欢打一个简单而直观的比方：请您想象一个三条腿的凳子。第一条凳腿代表医生或治疗师所做的一切，包括诊断、手术、脑部扫描，以及各种治疗方法，如物理治疗或针灸等。第二条凳腿指的是您从医生或治疗师那里获得的一切，包括药物、植物制剂及其他医嘱。经典医学体系所能提供的东西，通常止步于这两条凳腿。然而，作为一名心脏病学家，本森指出还有第三条凳腿，即患者的自助能力——患者主动参与到整个治疗过程之中，积极进行自我治愈。本森的核心观点是显而易见的：如果缺少第三条凳腿，凳子便无

只有纳入自助能力，以资源为导向的医学理念才能真正得以践行和贯彻

法安稳站立；同样，如果缺乏自助能力和自我责任感，那么也无法长期维持健康状态。只有患者主动加入进来，以资源为导向的医学理念才能真正得以践行和贯彻。

在关于三腿凳的比喻中，还需要强调两点。首先，这三条凳腿必须彼此协调、相互匹配，否则凳子就会摇晃、倾斜，甚至最终垮塌。试想一下，如果一条凳腿长 2 米，另一条只有 30 厘米，而第三条凳腿细如牙签一般，这样的凳子显然根本立不住。其次，这意味着虽然我们需要加强那条过去常常被忽视的代表“自助”的凳腿，但是心身医学不能完全替代经典医学。有些人仍然误认为其试图取代既有医学体系，这恰恰违背了心身医学所提倡的跨学科融合理念。自助并不能替代药物治疗或手术方案，而是一种同等重要的补充手段。

正因如此，心身医学也被归入整体医学的范畴。在整体医学中，心身医学与经典医学，以及经过科学验证的自然疗法，处于同等重要的地位。整体医学的核心目标是为患者量身定制健康方案，采用多学科、整体治疗理念，发动患者自身的资源与潜能，使其处于健康管理过程的核心。在这一理念下，在经典医学之外，源于营养、运动、放松训练、压力管理、心理训练、专注力训练等领域的多种方法与技术，以及自助策略都发挥着同等重要的作用。具体来说，根据不同患者的需求，治疗方案可以包括运动疗法、冥想、瑜伽、太极、气功、按摩、行为疗法和音乐疗法等。此外，传统亚洲疗法可以与克奈普氏法（一种水疗方法）、植物制剂疗法，以及现代放松技巧结合运用。无论采用哪种方法，“以患者为中心”“遵循最佳科学证据”始终是核心原则。在整体医

心身医学的核心在于对患者的关怀

学体系下，患者将获得更多信任与期许，更加积极地参与治疗过程，被赋予更多“权利”，也要履行更多“义务”。

与主流的病理学方法不同，心身医学始终关注那些促进健康发展和维持健康的因素，即践行健康本源学。其着眼点不仅限于疾病，而是将更多的注意力投向健康本身，核心在于个体潜能和自我修复资源。心身医学的目标是可持续地激发患者的动能，最大限度地发挥人体的自我修复能力。

赫伯特·本森的著作《永恒的疗愈》（英文原著 *Timeless Healing*，德语版 *Heilung durch Glaube*），探讨了他对自我修复现象的研究和发现。然而，直到 20 世纪 90 年代末，这本书在德国仍被归类为“神秘学知识”。那时距离现在其实并不久远，足以反映出该主题直到不久前才得到充分重视。此外，德语译本的质量也不够上乘，其中部分内容的翻译过于外行，欠缺科学性，有些令人遗憾。

我们对身体 - 精神 - 心灵的关系展开科学探讨的时间其实并没有多久。过去，当医生作出“这源于心理生理性原因”的诊断时，人们往往将其等同于“您精神有问题，只是在胡思乱想”。患者不仅无法被当作一个完整的人去理解和认真对待，甚至会感觉自己一只脚已经迈进了精神病院的大门。事实上，这通常只是因为医生采用了传统检查方法，却找不到科学上可验证、可测量、可分类的病因，甚至可能判断病因的方向本来就不对（正如那句俗语所说：“人们只能看到自己想看到的东西”）。然而，时代正在转变，虽然步伐缓慢，但却是必然。如今，人们越来越认识到，经典医学体系与温和的治疗手段不必彼此对立，可以相辅相成。

心身医学所能发挥的疗效，其覆盖的范围无疑非常广泛。科学研究已经证实了心身医学给健康带来的诸多积极影响，包括增强抗压能力、改善心血管健康、“强化”免疫系统、提升心理和神经系统的承受能力、增强个体对自身健康的责任意识。不仅如此，其还能提升整体的生活满足感和身体舒适度。心身医学对慢性炎症性肠病、慢性背痛、关节炎（如骨关节炎）、头痛、尿失禁，甚至癌症及其治疗的相关症状（如化疗副作用）均有积极作用。此外，心身医学还在多种疾病的康复治疗，以及各类外科手术的术前准备过程中展现出了良好的效果。

心身医学特别关注压力管理。赫伯特·本森指出，60%～80% 的患者前往医院就诊的主要原因都与压力有关。国际研究表明，心身医学技术能够从源头上减少压力的生成，从而有助于缓解与压力相关的疾病，甚至降低其发生的可能性。研究显示，在参与心身医学项目的高血压患者中，80% 的人成功降低了血压水平，并且减少了降压药的服药量，其中 16% 的患者在干预后完全停用降压药。更重要的是，这些效果在数年后依然可见。此外，在失眠患者中，报告睡眠质量有所改善的患者比例高达 100%，91% 的人减量或完全停用催眠药。

压力管理是心身医学关注的核心

“奇迹般治愈”背后的关键因素之一在于帮助失眠患者调整他们对“睡眠好”或“睡眠差”的偏颇认知，并提供简单实用的睡眠卫生建议。重点不再是睡眠时长（以及患者的主观判断），而是睡眠效率，而睡眠效率主要取决于在床上度过的实际时间。因此，专家们提出了一些看似违反直觉的建议。例如，如果在床上辗转反侧超过 20 分钟，应立即起床，而不是继续强迫自己入睡。对于入睡困难的人，建议推迟睡眠时间，而非早早上床准备入睡。简言之，这种方法减轻了患者的焦虑和心理负担，从而真正改善了他们的睡眠质量。

心身医学在慢性疾病领域尤为成功，尤其是对于单纯依靠药物治疗无法实现长期改善的情形。目前，约 40% 的人口饱受慢性疾病困扰，如过敏、风湿病、心血管疾病等。考虑到社会人口的老龄化趋势，未来慢性疾病患者数量可能会持续增加，同时患有多种疾病的人群也会不断扩大。因此，心身医学的重要性势必与日俱增。

影响身心健康的核心方法主要建立在四大支柱之上：放松或冥想、健康饮食、适度运动（运动量要适度！），以及一种珍视友情、爱与乐观心态的生活方式，同时帮助我们将消极的自动化思维模式“重新调整”，朝着更有助益的方向发展。其核心目标其实很简单：重新建立生活秩序，减少压力，改善应对压力的方式。以上所有，我们都是可以通过学习掌握的。

第五章

行为、运动、放松、营养
——以“四大支柱”为支撑的整体性理念

支持和帮助您成为一名有能力的患者并始终保持这种能力，使您随时能够以自我关怀的方式共同参与决策和行动——这正是心身医学在实践中追求的目标。具体实践以压力管理的四大支柱为核心，隐藏在起源于美国的缩略词BERN之中：

· 减轻压力的行为（**B**ehavior）

· 充足的运动（**E**xercise）

· 定期内省与放松（**R**elaxation）

· 有意识地享受食物与健康饮食（**N**utrition）

不难看出，这四大支柱与我们的日常生活息息相关。它们既不针对特殊情况或紧急状态，也不像康复治疗或疗养那样刻意脱离正常生活环境，而是强调在日常生活中进行实际地调整和优化。换句话说，就是如何在日常生活中践行这些理念，既不必过多，也不要欠缺，要恰到好处。虽然所有措施都建立在理论和科学研究的基础之上，但是关键在于它们必须能够落地于实践，具有可操作性。仅仅掌握知识本身并不会让人更健康，知识固然是重要的前提，能让很多事情更

容易被理解——否则我们也不会在本书中花费大量篇幅来探讨神经生物学基础了，但最终，知识必须能够真正应用于日常生活。真正的门道在于如何将这些看似显而易见的健康理念长期融入日常生活，而不是在最初的热情过后，这些理念又被那个“窃笑着的内心小懒虫”悄悄偷了回去。

心身医学的日常可行性并不等同于“健康养生”。其核心目标并不是专注于健康人群或是帮助那些追求“永葆青春”的人，使其表现更佳或拥有更多幸福感，而是特别关注那些已经患病的人，同时也关心我们每个人身上仍然健康的部分——无论我们当前处于健康与疾病连续谱上的哪个位置。毫无疑问，为此需要付出努力，而非奢侈享受或“空中楼阁”般的幻想。偶尔进行一次冥想或偶尔运动一两次，这还远远不够。就像服药或接受医疗干预一样，这些干预措施需要认真执行并长期坚持，其本质上是对健康行为方式的培养和训练。唯有切身践行，才能让行为方式成为日常生活的一部分。当然，在坚持自律的同时，也绝不能忽视愉悦的体验。因此，重要的是将个体能力、既有资源都纳入进来，个人的品位、偏好和特长也扮演重要的角色——前提是这些个人喜好并不只是喜欢快餐食品或久坐不动。此外，幽默感也是一把重要的“钥匙”，无论我们的健康状况面临多么严峻的问题，善用这把钥匙可以帮助我们摆脱消极的思维模式和行为模式。

唯有切身践行，才能让行为方式成为日常生活的一部分

除快乐、自信和坚持外，在实际践行过程中，还有两个方面尤为重要。其一，这四大支柱都发生在我们熟悉的社会环境中，因此，与家人积极交流、接受支持、融入周围人是不可或缺的，建议要始终对此予以重视，有意识地去寻求和

利用。毕竟，维护健康不只是实验室条件下的事情，而是要融入日常生活中的每一天。虽然“社群”并未被单独列为一大支柱，但其治愈功能仍然值得深入探讨，也正因如此，我们将会专门讨论这个主题。同时，我们还会关注信仰和精神世界的影响，虽然这并不是心身医学的必备前提，但因其在许多人的日常生活中扮演着重要角色，所以也不容忽视。我有过这样的亲身经历，在压力管理和心身医学实践中，信仰或某种鼓舞人心的力量被激发出来，由此也成为实践方案的内在组成部分。正如我们在这里强调社群和社会支持的影响，在形式上仍将其归入“行为”这一支柱一样，信仰和精神世界则主要被归于“放松与内省”这一范畴。

其二，还有一个至关重要的方面——正念。正念是贯穿所有措施、方法和建议的红线，可以说，它既是四大支柱的纽带，也是其赖以建立的根基。我们已经了解到如何通过提升正念和有意识的行为，支持身体的自我修复能力。同样，该原则也适用于全部四大支柱。如果我们能够在所有四个领域中培养更多的正念，将正念内化为一种基本生活态度，理解并积极面对自己的生活，那么我们就能为健康和幸福创造良好的条件。或许无法时时刻刻处于正念状态，但至少可以反复不断地回归正念。正念让我们能够更有效地开发和利用自身潜在的资源与能力。在本书的开篇曾提到“心身智慧”这一概念，而此刻，您已经清楚地理解了它在实践中的真正含义。

如果要全面理解压力管理这一主题，就必须每时每刻关注我们的内在态度和生活方式。其中，控制感是核心问题。我们是否感受到对自己的生活及重要人生决定的掌控力，会直接影响到我们是积极还是消极地看待和感知具体的压力情境。关键并不在于

遵循的原则是掌握适度的平衡

具体的评判，而在于对自身反应的可调控性，即调节能力，以及“启动”和“关闭”应激反应的能力。如果工作或上司的想法让我们陷入恐慌，如果我们反复忧心于养老问题，因为日益加重的背痛及其他健康症状而感到无助——那么，慢性压力可能会随之而来，并导致一系列损害健康的后果。然而，如果我们能够以积极的方式应对压力，使其不发展成长期负担，比如在日常生活中保持适量运动、培养友谊、享受社交活动以及健康的生活乐趣，那么随着控制感的增强，我们的抗压能力和心理韧性也会随之提升。这样，我们不仅能增强自身行为的意义感，还能提升心理一致感和自我效能感，塑造更加积极的自我认知。好消息是：这些都可以通过相对简单，但已被证实有效的方法来激发、学习、积极训练和改善。掌握适度的平衡——一切皆有可能！

以下练习和建议可用于辅助治疗各种症状和疾病，在大多数情况下同样适用于健康人群，以预防疾病并维持健康。与任何再成功的治疗措施相比，尽早主动地促进健康不仅更容易实施，而且付出的成本更低。无论您当前的身体状况如何，希望接下来的章节能帮助您在日常生活中获得更多的掌控感，成为一名有自主意识的患者。

第一支柱：减轻压力的行为

正如第一章中坎农的猫实验和塞利的老鼠实验所示，应激反应并不是毫无代价的。我们为进化赋予自己的生理警报系统付出了高昂代价，它会立即消耗人体大量的能量资源。消化功能、疼痛感知、性欲等都会被抑制，所有的能量都会优先供应给心脏、肺和肌肉。

我们已经详细探讨了，当身心无法保持平衡时，压力可能引发的负面多米诺效应会带来一系列健康问题。疲惫或失衡的免疫系统会削弱我们的防御能力，使炎症更容易发生，或让我们无法像往常一样有效地抵抗炎症。这可能导致心血管疾病、过敏和风湿病的加重、细胞损伤的增加，甚至神经功能紊乱、睡眠障碍、进食障碍、性功能障碍和肌肉问题等诸多健康困扰。如今，压力已被认为是导致心脏病发作的风险因素之一，与吸烟、糖尿病或高血压同等重要。许多疾病，包括最常见的致死疾病（如心血管疾病、肺癌和结肠癌，男女患者都是如此）以及最广泛的慢性疾病（如背部和关节疼痛、糖尿病、肥胖 / 超重、眩晕），在很大程度上都与生活方式有关。这其实是个好消息，因为它们可以通过心身医学的方法加以改善。对于轻微的循环系统疾病等小毛病，其所带来的改善或许很容易理解。但是即使所面对的是严重疾病，在某些情况下，结果也可能是可逆转的。

BERN 模型的第一支柱具有强烈的心理学成分。在我们能够减少或更好地应对慢性压力之前，当务之急是必须先学会识别慢性压力。这听起来容易，实际在日常生活中却很难做到。尤其是在压力下，我们的大脑倾向于寻找简单的解决方案（“这很合理！”），并让我们更加固守习惯行为，始终选择那些可能导致健康问题的行为模式。当处于警戒状态时，我们根本没有时间去尝试新方法或理性权衡多种选项。因为迫在眉睫的是立即行动起来，不得不依赖那些看似行之有效的固有模式。因此，在这种状态下，改变行为就变得难上加难。

如果你让一个感到压力的人改变他的行为，他会列出一长串理由，解释为什么现在不行，以后也不行，为什么这根本就是个馊主意，最好还是继续按以前那样行事。至少在此刻，他会有这样的反应，但这不是一个可笑或值得同情的反应，而是人类十分真实的反应。在许多情况下，即使改变的理由已经摆在桌面上，极具说服力，让我们直面改变也确实非常困难，归根结底是体内人尽皆知的“惯性”使然。

识别压力症状

许多受影响的人长期以来并未意识到自己的行为会给健康带来什么样的后果，因为这些后果往往不会立即显现。抽第一支烟时，我们不会立刻患上肺癌；经过一周高压的工作，也不会马上导致心身耗竭综合征。然而，一旦我们习惯了不健康的行为模式，未来想要摆脱这种不健康的恶性循环，就会难上加难。这种情况甚至可能演变为自暴自弃的行为：面对工作压力，像工作狂一样拼命；面对社交压力，让自己忙碌不堪、四处奔波；面对自己制造的压力与不满，借助暴饮暴食、酒精或其他成瘾性物质来逃避。只有当身体崩溃时或个人的弱点开始发出强烈信号时（如心脏问题、胃病或慢性背痛），才会意识到不能再这样下去了。

压力症状可以分为不同的类别

许多人难以识别慢性压力，其中一个重要原因是压力症状的表现形式极其多样。这些预警信号大致可以分为四大类：身体症状、情绪症状、认知症状和行为症状（包括社交行为方面的症状），然而这个谱带很宽，压力的表现仍然千差万别。例如，身体症状可能包括肌肉紧张、头痛、眩晕、夜间磨牙、吞咽困难、潮热、出汗异常、胃痛、恶心、腹泻或便秘、性欲下降、疲劳、肢体麻木、耳鸣、心悸及各种慢性疼痛。

在情绪层面，压力症状可能表现为不安和易怒、无聊和缺乏兴趣或感到孤独、无助和缺乏掌控感。情况严重时，压力可能伴随着强烈的情绪，如焦虑、愤怒、攻击性、沮丧，甚至抑郁。

压力同样会对认知能力产生多方面的影响，表现为记忆减退、注意力难以集中、决策能力下降，甚至缺乏幽默感、创造力枯竭或陷入消极的思维循环。许多人在这种情况下难以区分重要与次要事务，害怕犯错是可以理解的，但这可能导致他们在追求心理一致感和意义的同时深感无力与不堪重负。他们开始依赖“自动驾驶”模式，只要一切勉强维持正常、没有突发的重大问题，就已经感到庆幸。然而，长此以往，这种自动化反应会让人变成被动的棋子，逐渐丧失主动掌控自己生活的能力。

情绪症状与行为表现之间呈现出十分明显的重叠，并且在压力下的行为模式中有所体现，可能表现为逃避行为，或者形成不健康的饮食习惯、饮酒和吸烟习惯，频繁不遵守约定，面部表情显得紧张，肢体动作焦躁不安，甚至会下意识地紧握拳头。通常，睡眠问题也是压力和焦虑引发的后果。在社交行为方面，过度回避与过度依赖同样可能是压力的信号，比如对社交的强烈需求、过度依恋或完全无法独处。此外，不健康的人际关系、不合适的朋友及长期存在的矛盾，既可能是慢性压力的诱因，也可能是其导致的后果。

所有上述压力症状最初只是作为应激反应出现，原本是机体在面临警报、战斗或逃跑等看起来具有威胁性的情境时，启动的适应与应对的本能调节机制。从生物学角度来看，应激反应主要在应对比较罕见的生存危机时才启动，在这种情况下，激活警报机制所付出的代价与人类的生存需求是成比例的，因此是可以承受的。然而，这种应激机制并不适用于大多数无关生死存亡的时刻，或者压力的持续时间、强度或形式持续升级的情况。如此发展下去，原本短暂的应激反应就会演变成持续的压力警示信号，最终呈现出压力症状，甚至引发疾病。因此，正确识别和解读这些信号需要具备敏锐的第六感。培养正念并不意味着对每种感知都作出灾难化理解，而是要正确归因，理解自己的思维和行为模式，对其进行有意识地觉察。简言之，就是清楚地认识自己真实的生活状态。

唯有这样，我们才能有意识地行动，而不仅仅是被动反应。

行为分析

令人惊讶的是，在临床实践中，聚焦生活方式的治疗理念几乎没有得到重视——更准确地说，该理念在治疗中通常被忽视或仅被视为次要因素。而在心身医学中，生活方式则处于核心出发点的位置，通过它可以分析并调整我们长期以来发展出的行为模式。我们的生活方式不仅反映了自我认知、自我价值感、自我认可度以及自我定位，同时也展现了我们如何应对各种压力源。

首先建议您对当前的状况进行分析，简单记录现状就能帮助我们，比如写下（前文列出的）压力警示信号或评估不同的压力源。面对时间紧迫、模糊的指令或与老板的争执，您会如何应对？噪声、人群或信息过载对您会产生什么影响？您会如何应对缺乏运动、睡眠不足或人际关系问题？这样做的目的是尽可能真实地了解个人方方面面的生活状

> 我们需要认识自己真实的生活状态

况。此时，可以通过压力日记来帮助记录，在每天晚上回顾一天的经历，并记录其中出现的不同压力源。其次，需要注意的是：不要在临睡前进行这项记录，避免枕着压力入眠，睡前时光更适合去完成感谢日记或幸福日记！

练习：感谢日记

记录一本日记或日历，每天写下 5 件当日让您感激的大事或小情，比如可以按照以下类别记录：①工作；②家庭和朋友；③大自然；④高光时刻或美好瞬间；⑤日常生活中的具体事物或轻松感受。

这个练习还有一个更为简化的版本，即在晚上花费少许时间，找出当天让您心怀感激的一件事，或是您经历的某件积极的事情；请描述得尽量具体（何人、何事、何处、和谁一起、为何感激等），运用“内心对白”的方式或直接动笔记录和描述您的经历——您也可以直接告诉别人，最好是彼此轮流讲述。

第二天晚上的扩展练习或者说“任务”可以这样安排，从更宽广的时间维度、更宏观的视角来看，找出一件让您在生活中感激的事，您也可以与他人交流，彼此相互讲述这些事件（每个人最多用 2 ~ 5 分钟描述每个事件）。

很多时候，向信任的人敞开心扉，坦言问题所在，用语言去表达，可以帮助我们减轻内心的负担。语言和表达方式往往能揭示内在的思维模式，让隐藏的情绪浮出水面，尽管语言本身并不是问题的根源，而只是对问题的一种“翻译”。

练习：自由书写

自由书写的核心是拿起一支笔和几张纸，毫无拘束地开始书写。请您记录下此刻头脑中出现的所有想法，写下您正在琢磨的事情或给您带来压抑感的困扰。设定一个计时器，坚持连续写满 20 分钟。在这个过程中不要刻意思考，而是任由思绪自由流淌，随心所欲地记录。如果写到一半思路中断，就重复刚刚写下的最后一句话或几个词，直到新的思绪浮现。连续 4 天进行这样的书写练习，但不要回看之前写下的内容。为了引导自己“进入状态”，最多可以在开始前阅读前一天的最后一句话。如果您在第一天或接下来的几天想到某个沉重的话题，就从这个话题开始，或者直接从“当下”最关注的事情开始。最重要的一点是：保持书写的流畅，不要纠结于逻辑或理性分析。之后，就可以把写下的内容放在一旁，无需再做任何处理，也不用重新阅读或与他人分享。最后，这 4 天的书写体验带给您怎样的感受？

练习：诗歌创作

准备几本杂志，您的任务是从中收集词语碎片。可以先设定一个规则，比如每隔二页选取一个词或每隔三个词挑选一个词。同时，要尽量选择积极或中性的词语，并将它们剪下来。这样收集大约 40 个词语碎片后，从中随机挑选 15 个，并发挥创造力进行排列组合，创作出一首诗。可以适当添加少量词语，使诗句更加朗朗上口。如果您愿意，也可以把您的诗念给别人听，分享创意与感受。

在行为治疗中，经常使用“ABC 模型”来分析和调整自身的应对方式。其中，A 代表触发因素（压力源或压力情境），B 代表认知评估（在此情境中显现的可能是固有模式下的想法和态度），C 代表后果，即由此产生的具体影响，包括生理反应、症状及行为方式。通过有意识地审视单个过程的具体运作方式，便能为新的行为模式创造空间。“心态最重要”（mind matters most），不要依赖自动化反应，而是切

运用思维的力量来促进健康

换到正念模式，迈出认知重构的第一步。这并非洗脑，而是对自身期待、认知方式和固有模式保持清晰的觉察。毕竟，我们的行为正是由这些潜在的思维方式和“心理框架”来塑造的。为什么伴侣的指责总让我不耐烦？为何职场竞争的压力让我夜不能寐？为什么背痛总是反复发作？能够准确识别自己当下的状态，才有可能找到合适的自助策略，对个人的压力感受进行正向调节，从而预防与压力相关的健康问题。当我们学会利用自己的思维力量，就能够运用思维的力量来促进身心健康。

重新调整　重新塑造

认知重构的目的在于避免自我伤害性思维，在下次遇到类似的压力情境时，能够以更加“明智”、健康的方式应对。通过一步一步地努力，我们就有望再次获得更多控制感，虽然这个过程并非一蹴而就，也可能会遇到挫折，但每一次成功的体验都会增强我们的自信，让负面循环有转变为好运连连的可能。

有时，上文提到的 ABC 模型也被称为 ABCD 模型。这是指什么呢？当我们意识到自己正处于压力情境中时（识别压力是最困难的），在 B 和 C 这两个类别（即“评估”和“后果”）中，可能会很快想到压力状态下频繁出现的行为模式。在这样的情况下，我们会有什么样的感受，会产生哪些想法，采取哪些行为？在这里，我们的态度，或者更准确地说，那些固有的思维定式也会显现出来。

一步一步，增加掌控

但我们总是想陷入同样的陷阱吗？我的朋友约翰·戈达德说：“如果我们总是做自己一直做的事，就总会得到同样的结果。”可以翻译成：种瓜得瓜，种豆得豆。因此，如果我们想获得其他结果并进行尝试，就应该不时地质疑、反思自身的压力模式，并且展开讨论（这也是ABCD模型中的D，D代表“讨论”）。

具体来说，这意味着我正处于充满压力的情境中，比如在超市收银台又一次排在前进最缓慢的队伍里。而我正在赶时间，家里有人在等我，而且停车时间很可能已经超时，刚刚还远远看到一名停车管理员在附近巡视。此时，三个简单的问题可以帮我迅速理清思绪：

1. 我有证据吗？这是真的吗？我排的队真的就是最慢的吗？我究竟是如何确定自己总是最倒霉的那个的呢？而且，我刚才看到的那个人真的是停车管理员吗？

2. 我能换个角度看待这件事吗？其实，我可以利用这段“额外的”时间做一次简单的呼吸练习，或者留心观察一下周围的环境，甚至给一位好友发个简短的消息传达此刻的想念！再说了，在这条队伍或其他队伍里，肯定有人比我等得更难耐。我应该感到高兴，因为家里有人盼着我回去。再多等三四分钟又能怎么样呢？如果我能借此机会学会调整心态、减轻压力，那倒反而有所收获。而且，幸运的是，我不是坐在收银台后面的人，不必整天面对一群因等待而焦躁的顾客。

3. 这样对我有帮助吗？我现在感到压力大是合理的吗？我能否调节甚至控制这种压力？这种情绪对我真的好吗？是不是应该避免“火上浇油”，反过来主动做点什么，让自己冷静下来？

为了促进上述过程，让我们持续的警报反应回归到适度的范围，从消极循环中抽离出来，进入积极循环——或至少是一种现实可行的发展，我们可以根据不同的个体类型、生活状况、健康状况和个人条件，采取多样化的思路：从行为疗法、心理治疗、运动疗法、冥想，到音乐疗法、艺术疗法和叙事疗法等。无论具体采用哪种组合，心身医学都希望将积极情绪这个核心杠杆发挥到极致，并借助背后的生物学原理——自身调节的适应反应，重建健康的平衡状态。我们的神经系统、免疫系统和内分泌系统都通过神经递质传递信息，“说”的是相同的语言。这些可能对健康有益的神经递质，如多巴胺、内源性阿片样物质、催产素、一氧化氮、5-羟色胺等，我们希望通过认知重构来对这些神经递质加以利用，以抵御负面影响，重新开启积极体验的大门。就像长期的慢性压力会导致海马的神经元逐渐死亡一样，与积极情绪相关的神经递质能够增强记忆力，帮助加深对愉快情境的印象。比如当我们受到表扬时，体内会释放这些神经递质，它们不仅能提高动力，还能促进神经元突触的生长和重塑，而这些正是长期记忆形成的关键。

我们的大脑“钟爱”奖励——所以，我们要确保充分的积极契机存在，发掘已有资源，唤醒崭新的或曾经拥有的潜能，不断推动自我成长。刻意营造积极情绪，并借此阻止消极思维的漩涡，不仅能在短期内实现心情的改善，更是一种自我修复的方式。这关乎我们如何鼓励、激励和启发自己（或让其他人或事给我们带来鼓励、激励和启发）。生活方式的改变也应该是愉悦的。如果改变能够让我们感觉焕然一新，那么将新习惯持续下去，长期稳定地巩固保持，便自然不是什么难事了，而这也助力我们去感官全开地觉察积极的变化。以下是三个小练习，可助您一臂之力。

我们的大脑“钟爱”奖励

练习：我的力量源泉

请思考一下，哪些人或哪些事能赋予您力量，让您更好地应对生活的挑战。这可以是某个特定的榜样、健在或已逝的人，也可以是特定的地点、动物、某些场景，或是主观的理念和愿景。请停下来片刻，记录下您的“力量源泉”。认识并确认自己具有这些力量十分重要！

练习：我的保护源泉

这个练习是对“我的力量源泉”练习的补充。请思考并回答：谁或什么在保护您？谁或什么在关照您？深入探究您内心中的“守护者”形象。值得注意的是，这些保护源泉并不一定来自外界：您也可以成为自己的守护者。

练习：每日“新鲜而美好”的小事

这个练习旨在激励您在未来的一周中更加敏锐地感知生活中的美好。在接下来的这一周里，请您尝试观察哪些事情让您感到“新鲜而美好”。这可以是一些微小的幸福时刻，也可以是某个让您感受到积极情绪的瞬间——无论是您感受到的、听到的、看到的，还是亲身经历的。这一周里，您的生活中发生了哪些“新鲜而美好”的事呢？

事实上，乐观主义者的寿命通常更长，比起那些经常受到消极或敌对情绪困扰的人，其心脏病的发病率也更低。承受消极情绪的人常常出现血管收缩或“堵塞”现象，血液中也更容易出现促炎物质，导致血小板更容易聚集，血管阻塞、血栓和心脏病发作的风险升高——这些都是我们的身体在表达着对世界和生活的看法。正如前文所说：在急迫威胁下意义非凡的应激反应，在长期压力下可能会对我们造成不利影响。然而在这一背景下，关于病死率和疾病易感性的研究，让具体的执行和解释面临着巨大的科学挑战，即使我们找到了一些相关性，也并不必然能推导出因果关系，或者得出其存在直接或间接联系的结论。不过，整体数据已经表明，我们不能再忽视乐观、心理一致感或正念对健康的重要性。

因此，当人们认为自己能够对疾病的进程、治疗过程或健康状况的维持改善产生积极影响，实际上提高了成功的机会。态度决定了不同的结果，或许也可以说：其根源在于良好的意愿、生命的意志，以及深刻的信念。

现在，乐观主义是一个无法被开出的处方，要求人类过分乐观地看待世界也是荒谬的，可能只是徒劳，也会适得其反。但是，以一种更积极的态度面对生活的潜力，在我们每个人身上都是存在的，同时，不去忽略那些影响到我们所有人的疾病、痛苦和不幸。其影响真实存在，尤其塑造着我们未来的觉察。我们总是喜欢回想那些情感上积极的经历——并且通过这种方式反复地享受回忆中的美好。

有一个故事，来自我的朋友马丁·克莱姆（Martin Clemm）的经历，在多方面都给我带来了深刻的启示。这位法学家在大约 30 岁时，在一次浴室事故中摔断了颈椎，自此胸部以下都瘫痪了，手臂功能受限，手指功能完全丧失。然而，在他与生活抗争的过程中，并未丧失而是始终怀揣着一个已经追寻了超过 15 年的梦想。

在事故发生之前，马丁·克莱姆是一个热衷于飞蝇钓鱼的人。当曾经在日常生活中不用过多考虑就能做到的事情，突然之间都已经无法独立完成时，像飞蝇钓鱼这样的爱好就更加遥不可及了。然而，马丁·克莱姆并没有放弃，而是为自己设定了一个目标，准确地说是 30 个目标。他计划用飞蝇钓鱼捕捉全球 30 种不同的鱼类。

于是，一个名为“30 个理由”的项目诞生了——这是一个与电影制作人贝特霍尔德·鲍尔（Berthold Baule）共同合作的项目，记录这场马丁为实现梦想而去经历的激动人心的旅程。从制作定制的、像第二只手一样适合使用钓竿的硅胶假肢，到加强手臂肌肉力量的训练，再到在伯利兹迷人的加勒比浅滩上飞蝇钓鱼，或是在冰岛骑四轮摩托车，甚至是在哥伦比亚丛林的奥里诺科河畔——这段旅程才刚刚拉开帷幕，它展示了给梦想插上翅膀的重要性。他是否能实现自己的 30 个目标尚未可知，但像马丁·克莱姆这样凭借顽强意志生存下来的人，没有任何事或任何人能够阻止他追求自己的目标。

当然，这个故事的核心并不在于飞蝇钓鱼。从这个令人难以置信的故事中，我们每个人都可以学到的是信念、意志、梦想、愿望和想象力能够发挥的纯粹力量。我们会意识到树立目标是多么的重要。虽然这个目标并不必然关乎生死存亡，但从神经生物学的角度来看，这种潜力（即神经可塑性），尤其在极端情况下会得以显现。我们每个人的能量都超乎自己的想象。

笑对生活、直面痛苦的潜力植根于我们每个人的内心

同时，这个故事也应该在某种程度上提醒我们：不要等到极端情况发生时，才去挖掘自己身上的潜力。因为马丁·克莱姆的故事并不是一个好莱坞童话，而是一段承载了日复一日的痛苦、伤痛、挫折和艰辛的故事，这种程度并不是每个人都能够承受得了的。幸运的是，马丁·克莱姆经历过这一切，成长为一个更加清晰地觉察自己生活的人，更加有意识地进行思考和生活，也是因为他必须走下去。虽然他仍然必须与残障作斗争，但并没有一味抱怨，而是以某种方式表达感恩，认为自己已“健康痊愈”了，并且坚定不移地

追求自己的 30 个目标。或许他会同意加拿大歌手兼创作人伦纳德·科恩（Leonard Cohen，1934—2016 年）的观点，正如他所写的歌词："希望太过消极，我们需要的是意志。"

您的目标是什么

我们的目标反映了自身需求，体现了自己的期望。我们并不仅仅是外界赋予的标签，比如"学生""职员""企业负责人"或"退休人员"，更是自己所认为的那个人。拥有目标可以促进并强化积极的自我认知（"即使截瘫了，我依然是个飞蝇钓手！"），同时也能培养积极的生活态度（"我一定能搞定！"）。设立目标意味着主动承担责任，培养自信，增强自我掌控感、责任和控制感。目标赋予了生活的意义——事实上，设立目标并为之努力的过程本身就已经足够重要，而不仅仅是达成目标这个结果。目标的实现或许是锦上添花，并非必要的前提。

目标应尽可能由自己掌控，而不是依赖他人。设想一下，如果您希望看到伍珀塔尔足球俱乐部（Wuppertaler SV）闯入欧洲冠军联赛或渴望天伦之乐，这些愿景或许会让您心潮澎湃，但这并不完全取决于您——至少，您的影响力微乎其微。因此，要去选择那些您能真正有所作为的目标。目标不一定非要像马丁·克莱姆所达成的成就那么令人敬仰，也无需制订遥不可及的计划，而应设定切实可行的目标。这样不仅能培养乐观的未来导向思维，还能增强您的心理韧性和应对压力的能力。

练习：一步一步迈向目标

以下问题有助于制订愿景，并将其拆解为具体且可行的子目标：

1. 积极主动地表达目标或愿景。例如，与其说“我想要更多属于自己的时间”，不如设定一个更具体的目标：“尽管工作繁忙，我仍会在日常生活中增加运动量。”

2. 确保目标是现实、具体、可检验的。例如，“尽管工作繁忙，我仍会每周散步两次，每次 30 分钟。”采取小步前进的策略，先从一次散步开始，而不是直接挑战马拉松训练。每天先多喝一杯水，而不是一下子喝掉两整瓶。尝试改变，从每周尝试少数几次开始，逐步增加强度和频率。

3. 朝向目标达成迈出的第一小步（子目标）可能是什么？

4. 接下来的子目标可能是什么？

5. 您如何察觉到自己已经达成了（子）目标？

6. 当您实现目标后，您的生活将会发生哪些变化？

7. 当您实现目标后，周围环境将会作何反应？

自我修复并不像许多人认为的那样，仅仅涉及身体层面——但认为可以单纯通过思维来消除或强制排除压力，也是错误的。身体因素与精神因素同等重要。我们在第一章已经看到压力会引发哪些生理反应：通过交感神经系统，身体会向运动系统输送大量能量。那么，最合理的做法不就是释放这些能量吗？这难道不是一个值得尝试努力的目标吗？

第二支柱：充分的运动

在对压力源以及自身的思维和情感模式、意识，到积极体验进行识别和归类，并为减压的生活方式设定务实的目标之后，现在我们来到了 BERN 模型的第二个支柱。充分运动的意义显而易见，而实际践行起来又似乎不太容易。

在调查中，人们会自发地认为运动或身体活动是应对压力最有效的方法。我们本能地意识到，运动可以帮助我们缓解压力，在大多数情况下，这也源于自身体验。然而，只有一半的人会真正将显而易见的知识付诸实践，并且通过定期运动来平衡压力。在经历了一整天的办公室工作、交通拥堵和家庭事务带来的压力后，运动对许多人来说是一道难以跨越的障碍。在办公室和私家车里久坐之后回到家，他们更愿意窝在电视机前——饶有兴致地观看其他人进行体育运动，毕竟，体育节目一直都高居收视率排行的首位。

在德国，我们平均每天仅仅花 27 分钟进行运动和身体活动，而用于观看视频、电影和电视的时间却高达 124 分钟，足足是运动时间的 4 倍之多。值得注意的是，这些还只是平均值，在个别情况下，差距可能会更加悬殊，即便如此，这些数据也清楚地反映了当前的趋势。

让我们再次提到那只古老的剑齿虎：我们与剑齿虎狭路相逢，它的出现会引发巨大的压力，我们已经命悬一线了，会立刻进入战备状态：心脏以最快的速率在跳动，瞳孔和支气管扩张，肌肉得到身体能够提供的极限能量。今天，老板“啪”地一声将一摞字迹难以辨认的笔记扔在办公桌上，要求我们在明天清晨之前完成一份专业的 PPT 演示文稿。血液涌向头部，瞬间就感到了压力——但我们不能就这样逃跑。无法逃跑，也无法选择战斗。积累的能量无法得到释放，肌肉紧张，循环系统承受着负担，又没有通过身体活动来释放掉这些压力。偶尔为之，身体通常还能够应付得了 但长此以往就不行了。

我们的身体不仅在压力之下需要运动，而运动本身就是生命的重要特征。这一点从 motivation（动机）一词中就能

人类为运动而生

看出，其中蕴含着 motor（动力）的意义。人类为运动而生。然而，与人类历史中的大部分时期相比，现在的我们坐着或躺着度过了大部分时间。其实直到不久前，我们仍然必须通过体力活动来维持生计，确保生存，而今天，我们更倾向于通过点击鼠标来完成一切。许多人似乎在某种程度上已经“荒疏”了运动的本能。尽管科学研究已经证实，运动会对身体和心理健康产生积极影响，而这一认知似乎仍未深入人心，或者被有意忽略。事实上，半数以上的人都没有意识到，身心的联系并非“单行线”。不仅仅是心理影响身体，反之亦是如此，我们的身体也是构建情绪和心理健康的重要因素。

耐力运动可以预防心脏病、高血压、糖尿病、脂代谢疾病、脑卒中，以及抑郁症。而且，超重和衰老进程也可以得到控制，对免疫系统也产生积极影响，而这些问题都呈现出很强的心理因素。力量训练可以有效对抗关节炎、骨质疏松症、糖尿病或背部疼痛，同时也能改善抑郁症，减缓衰老过程。通过协调性、速度和灵活性训练，可以预防意外事故和关节疾病，同时体验到运动的乐趣。当然，这份清单还远远没有充分列举运动的优点。而且，运动不仅有助于疾病的预防，在前文提到的大多数疾病的治疗过程中，运动也能发挥有效的干预功能。甚至在应对哮喘及某些癌症时，运动的积极作用已经得到明确证实。

身体运动的过程会为心理幸福铺平道路。您还记得大脑中的奖励系统及其“自我影响”吗？在这一过程中，动机发

适度的运动能促进“幸福激素”的分泌

挥着决定性作用。如今我们会建议抑郁症患者或处于严重疾病康复期的患者定期进行适度身体活动，其背后的原因就在于运

动能促进“幸福激素”的分泌，激活我们的奖励系统——当然，前提是该系统本身没有患病受损（某些心理疾病确实会导致奖励系统功能异常，此时一定要寻求帮助，在外力辅助下采用系统性的治疗方法）。最重要的是，运动可以显著降低一些疾病的复发率，例如这就体现在抑郁症患者的治疗结果当中。随着研究的持续深入，科学家们也探索到越来越多的可能性。心理治疗与舞蹈的结合就是一个成功案例，或许任何一位舞者都不会觉得这有什么稀奇，但在医学领域，这仍然是一片有待探索的新大陆。

该是跳一曲欢快舞步的时候了吗？这枚硬币自然也有另一面，身体状态、生理过程同样可能诱发心理疾病。例如，那些总是避免运动或长时间蜷缩在屏幕前的朋友，也会进一步加剧消极的心理状态。特定动作和体态会影响我们的情绪、预期和判断，哪怕我们自己毫无察觉。但是也不必感到绝望气馁，恰恰相反，这提醒我们在日常行为中要更经常地进行自我觉察。

每天 30 分钟

将运动健康有意识地融入生活的关键词是“规律”和“适度”。每天运动一点点，比每月一次用尽“洪荒之力”去锻炼身体要有效得多。然而，在许多人选择像温斯顿·丘吉尔那样“拒绝运动”的同时，也有不少人在运动时设定过高的目标，甚至容易运动过量。一方面，高目标可以成为动力；另一方面，如果因为追求成绩而给自己施加过大的压力，运动反而可能造成新的压力。过度透支身体，而不只是锻炼身体，反而可能与最初想通过运动缓解压力的目标背道而驰。运动和压力同理：过犹不及。

适量运动不仅能提升您的体能和灵活性，还能显著降低您的压力敏感性。身体活动具有平衡作用，有助于放松身心、缓解压力，让大脑放空，从而做出理性决策或发挥创造性思维。

对于很难坚持规律运动的人，有一个简单的小技巧或许能帮上忙：与他人相约，一起运动，让朋友来接您，甚至在犹豫时能被朋友“硬拖”去锻炼。两个人或多人团队运动，会让锻炼初期更容易坚持下去——有时候，仅仅迈出第一步，就能自然地获得愉悦的感受。最迟在训练结束后，人们就会意识到自己身心获得的积极变化。随着时间的推移，习惯会成为您的盟友（但是不要将这种习惯和前文提到的机械化“自动驾驶”模式相混淆），从“硬着头皮运动”逐渐转变为“期待运动”。

练习：障碍与应对措施

请花些时间来思考，您在实现目标的过程中遇到的障碍，以及未来可能面临的困难，正是这些障碍使您难以在日常生活中建立新习惯。请诚实地面对自己，并设想在现实中可能出现的绊脚石。借助表 5-1，您可以制订具体的（应对）措施，帮助自己克服困难，朝着目标前进。下面是一个示例：

目标：每周二和周四下班后散步 30 分钟。

障碍：下雨了，我不想去了；电视上正在播放一部精彩的电影；一个朋友打电话过来，说想来我家拜访。

应对措施：

- 我会清楚地提醒自己，每次散步后感觉都非常好。
- 我会设想当自己坚持散步时，会有多么为自己感到骄傲。
- 我会询问朋友是否愿意一起去散步。

· 散步结束后，我会奖励自己……
· 我会买一件上好的防雨夹克和防水跑步鞋。
· 我可以在网上或 DVD 上观看这部电影。

表 5-1　障碍与应对措施

目标	障碍	应对措施
例如：周二和周四各散步 30 分钟	例如：没有兴趣	例如：和某人相约一起散步

在此，我们所强调的既不是竞技体育，也不是持续挑战或超越身体极限。尽管建议大家努力运动，但成绩的好坏并不那么重要。跟随自己的喜好，慢跑、快走、游泳、骑自行车、跳舞，尽量每天都锻炼，以亲近大自然的方式。建议每周至少运动 5 天，每次运动 30 分钟。

一个“坏”消息是：除了起床到入睡之间的所有运动量，需要额外进行这 30 分钟的运动。这关乎有意识的身体活动，关键词是“正念”，并不是顺便就能完成的——比如边打电话边匆匆前往超市并不能算作真正的运动，而是要全身心地投入当下。质量重于数量，这个道理在运动方面也适用。专注地游泳 30 分钟比在跑步机上满脑子想着工作苦苦支撑 60 分钟能带来更多益处。这里的“更有益”不仅限于运动本身带来的直接效果（尽管在个别情况下这可能较难衡量），而且还发挥了明确的心理效果和激励功能——因为我们真正觉察到了运动的益处。

还有一个“好”消息：前文建议的运动时间是可以拆分的，不必非要连续运动半小时，但是每次应至少持续10分钟。例如，早上做10分钟体操，中午休息时快走10分钟，下班后慢跑10分钟——这样听起来就容易实现多了。而且，建议有规律地中止久坐，最好每30分钟站起来活动5分钟。我自己就在书桌上放了一个沙漏来提醒自己定时起身活动。研究表明，即使整体运动量充足，久坐仍然会有损身体健康。

什么运动能助益健康

根据经验法则，建议大约70%的运动量用于耐力训练，20%用于力量训练，10%用于协调性和平衡练习。后者可以随时随地进行，比如刷牙时单脚站立，或者尝试在地铁上不扶扶手站稳。这类简单的练习不仅有助于改善平衡能力，还能有效预防跌倒，尤其随着年龄增长更是如此。尽管建议每天额外安排运动时间，日常生活中其实也充满了利用碎片时间的机会：选择爬楼梯而不坐电梯，提前一站下车步行回家，骑自行车上下班或去购物，每多走一步，都会为健康加分。需要注意的是，无论是百分比分配还是每日推荐步数，都不应该造成过大压力而让我们因此却步（比如所显示的剩余目标让人感觉难以完成），也不应该过早就能搞定，在任务清单上轻松打勾。无论如何，要先开始，之后再慢慢调整。有了运动目标，我们就能摆脱惰性，行动起来。运动绝对值得！

每多迈出一步，都会提升幸福感

长时间缺乏规律运动或是第一次锻炼的朋友们，最好先咨询医生的意见。而对已有一定运动经验的人来说，在耐力训练和合理的心率控制方面，有一些简单规则可以遵循。如今的各种技术辅助工具，如心率监测手表、GPS定位设备等都能派上用场，但也并不是非要配备。“跑步时避免喘不上气”原则，可以作为判断运动强度是否合适的参考。也就是说，不要让速度快到完全喘不上气的程度，但应该能明显感觉到步伐比日常逛街的时候快。只要在跑步时仍能顺畅交谈，不会因为呼吸急促而说不出话，随着运动过程逐渐出汗，那么基本就在合适的运动强度以内。

粗略估算最大心率的公式是 220 – 年龄。对 50 岁的人来说，训练时不应超过的最大心率为 170 次 / 分。正常的训练强度应在最高强度的 60% ~ 80% 之间，也就是说，对 50 岁的人来说，训练心率应保持在每分钟 102 ~ 136 次。

如果想要更精确地估算最大心率，可以通过以下公式来计算：

女性最大心率 = 216 –（1.09 × 年龄）

男性最大心率 = 202 –（0.55 × 年龄）

所有对耐力运动有兴趣并计划挑战更长距离（如半程马拉松或马拉松）的朋友，则需要进行更密集的训练准备。在这种情况下，心率区间也会有所不同。可用以下公式更准确地计算训练心率：

训练心率 =（最大心率 – 静息心率）× 训练强度 + 静息心率

静息心率：测量脉搏（测量 15 秒 ×4）；

训练强度：中等强度通常为 60% ~ 80%，公式中的百分比需要转换为小数，例如将 70% 转换为 0.7。

在开始备战马拉松之前，最好先让家庭医生或运动医生进行检查。从心电图、心脏超声、肺功能和血液检查，到排查既往病史和运动系统异常，必要时应进行全面检查。

多年来，马拉松和类似赛事越来越受到人们的喜爱。我本人也参加过两场比赛，分别是在波士顿和柏林。对我来说，其中一个参赛动机在于，近年来我们在纽约的工作小组一直在研究跑步和类似的身体负荷，已经开发了一个神经生物学模型（参见下文）。此外，我总是告诉自己：“言出必行——作为医生和科学家，应该基于自身经验，将研究付诸实践。”通过自己的亲身体验，我现在可以理解为什么跑马拉松的经历对如此多的人具有吸引力。在我看来，跑马拉松最健康的部分不是马拉松本身，而是为此所做的长时间细致准备！

我们已经总结了定期耐力训练对循环系统（心脏和血管）、免疫系统、运动系统（骨骼、肌肉和关节）的积极影响。然而，在竞争环境中连续跑完 42.195 千米，而且多数时候需要在柏油路上完成，即使对训练经验丰富的跑者来说，仍然是一种过度负荷。慢性超负荷的典型症状包括膝关节疼痛或跟腱炎，延误治疗也可能导致感染、心力衰竭或心脏病发作。所幸这些情况比较鲜见——而几乎所有人都会感受到那些“幸福激素”。其中，肾上腺素占主导地位：担心制订的目标过高，可能无法实现，对未知领域无法掌控，与此同时，还有努力克服障碍的积极驱动力。接下来就是多巴胺：一种“兴奋”感，既有在漫长的训练周期和持续练习过程中对比赛的满心期待，也有比赛当天站到起跑区时的“刺激”感，或是比赛前一天拿到号牌、第一次试穿比赛服的那一刻。比赛进行中，内啡肽会发挥作用：当肾上腺素和多巴胺使辛苦与压力带来的痛苦慢慢消退，就迎来了“跑者高潮”（runner’s high）。身体和大脑就会站出来，告诉你：“我来帮你……”疼痛会缓慢减轻，接下来就会慢慢跑得越来越好。而最终当你冲过终点线时，内源性阿片样物质开始发挥作用，沐浴在一种幸福与放松的氛围中，身体所有的力气都已耗尽，而当身体再次重启时，会伴随着内心的喜悦，或是面带微笑，体会到深深的满足感。

在接下来的几天里，饥饿感会常常袭来，至少我的个人经验是这样。跑步消耗的储备需要增补给养，而这种体验也蛮有意思。

此外，我们的理论模型能够证明，内啡肽是由多巴胺和其他前体物质合成的。翻译过来就是：只要坚持到底并完成比赛，满满的期待就会带来充盈的满足感。但是要当心：内啡肽在生物学中的作用之一，是将因压力或其他激活因素而“亢奋”的系统调节回常态。按照生物学的规律，在这个过程中，系统可能会在短时间内被调至低于初始水平，就像一个翻起的波浪慢慢地平静下来。如果在这个“降温”阶段有病毒或细菌侵入体内，免疫系统可能不会立刻启动防御机制。这个模型或许可以解释，为什么在公司组织跑步活动结束后的第二天，有些参赛者会因为着凉感冒需要请假，忽然之间整个部门好像空无一人——但是当你去探望生病的同事时，会看到他们打开家门时灿烂的笑脸。此时的生病未必真的多么严重，或者说，生病未必是痛苦的。

如果觉得跑马拉松强度太大，也同样可以通过其他方式获得运动带来的积极效果。例如，近年来流行的瑜伽，不仅能够增强免疫系统，让人放松下来，还能降低心血管疾病的风险，调节血压。瑜伽练习的重点不在于激烈刺激，而是给身体与精神同时带来助益。瑜伽、太极和气功，将 BERN 模型的第二和第三支柱紧密相连。运动和正念训练在此密不可分，许多亚洲运动理念自然而然地将想象力纳入其中，也可以被称为“动态冥想”。

第三支柱：定期内省与放松

在人类历史的漫长岁月中，不同的文化和地区都将持续且规律的休息视为身心健康和整体生活满足感的基本条件。当肚子饿得“咕咕”叫时，人们发愁的是如何尽快弄到食物，但仅仅填饱肚子并不足以让平衡再次恢复并维持一段时间。想要激发自我修复能力，需要经常进入深度放松状态，每天都能做到是最好不过的。

现代的西方生活方式是一种新现象，却并非没有风险。我们几乎时刻要保持“在线”状态，压力重重，随时待命似乎已成社交常态。尤其是“时刻联络畅通”这一点，尽管这种可能性存在不过短短数年，却已经被整个社会环境，甚至是我们自己，视为近乎理所当然的要求。尽管我们本能地意识到自己为这种生活方式的剧变付出了高昂代价，也渴望更多休闲放松的时间，但首先我们需要重新学会如何放松。定期放松对医学或健康的意义，在当今社会几乎没有受到重视，或其重要性被严重低估。与此同时，放松已经被完全移出日常工作范畴，全然被转移到个人休闲内容之中，个人需要自行负责。然而，我们常常没有充足的时间去培养放松的习惯，并一直坚持下去。事实上，与充足的运动和健康的饮食一样，放松对于健康的意义同等重要。近年来，大型企业才逐渐意识到压力管理对于增强员工生产力可谓至关重要。然而，在这一认知得到广泛普及，并且真正落实之前，个人的时间管理和放松管理仍是赋能性抗压的关键因素。

当代社会的现实往往是，日常生活中的私人领域也被安排得满满当当，以至于许多人很难腾出时间，有意识地进行身心放松。我们通常会自然而然地认为运动有助于缓解压力，而对放松的认知却往往截然不同。调查显示，德国人最喜欢的两种放松方式是培养兴趣爱好和悠闲“躺平”，其次是与亲朋好友相聚。大约 1/3 的人表示，在压力大的时候会选择饮酒，其中男性比例高于女性，而在 60 岁以上的人群中，这一比例更高达 40%。偶尔在一天结束时小酌一杯固然无可厚非，能保持适度即可。然而，据德国卫生部统计，约有 950 万德国人的饮酒方式有害健康，其中约 180 万人已被认定为酒精依赖者。

从心身医学的角度来看，放松并不是一种被动状态，也无关于成瘾性物质的使用。拥有能带来放松的兴趣爱好无疑是幸运的——当然，前提是这个爱好不是私酿烈酒这样的爱好。这只是开个玩笑，真正能够促进主动放松的兴趣爱好才是我们要关注的，比如手工、合唱、绘画或瑜伽等。赫伯特·本森针对放松反应的研究表明：这实际上是一种缓解压力的方法，一种正式的、技术性的生理机制，可以主动并且有意识地启动，而且最好能将其融入日常生活之中。在探讨 BERN 模型的四大支柱后，本章还会涉及“心流”现象，这种状态不仅出现在高强度的创造性活动中，也可能发生在织袜子、雕刻、跳舞等任何全身心投入的活动当中。

通过训练建立主动放松的健康机制

在顺境中学习并训练主动放松的健康机制，让我们在经历压力时，更容易运用这种机制。因此，建议有针对性地进行时间管理，以便在高压时期能够调节紧张与放松之间的平衡状态，从而避免工作日与周末之间形成鲜明的落差。许多人抱怨周末得补觉、维系社交关系，还要把落下的运动和文化活动也一起补上，这实际上又成为了新的压力。良好的时间管理并不在于把任务排得更满，而是要持续将更多“周末时光”融入日常生活。

在日常生活中享受更多“周末时光”——三个“微练习”

有时，一些简单的“微练习”就能发挥不小的作用。微型的正念和放松练习，我们基本上可以随时融入日常生活之中。接下来，我想为您介绍三个典型的微练习。

腹式呼吸练习

最简单的微练习就是腹式呼吸，甚至可以在等红灯或排队结账时进行。我们已经了解到，有意识的呼吸可以搭建一座通往正念的桥梁。正是利用这个原理，我们可以在日常生活中进行一个小型放松练习。首先，请将双手放在肚脐下方，深深地吸入一口气，让气息充满腹腔再呼出。您能感受到手和腹部共同在一起一伏吗？当您有意识地注意到这一点时，就已经开始主动放松了。这种效果通常会很快显现，不仅仅是身体变得松弛，心理上也会有所感受。

握拳练习

进行握拳练习时，首先站直身体，将一只手臂伸直，然后用尽全力握紧拳头。如果愿意，也可以将另一只手放进口袋，同样握紧拳头。同时，在脑海中回忆一件让您感到威胁或愤怒的事情。当您慢慢松开拳头时，观察一下：自己的呼吸和腹部肌肉发生了哪些变化？

SARW 技巧练习

第三个微练习是 SARW 技巧练习，这个缩写词代表：暂停（Stopp）– 呼吸（Atme）– 反应（Reflektiere）– 选择（Wähle）。这个练习特别适用于应对突发的压力情境。想象一下，您正在和伴侣发生激烈争吵，他 / 她的声音越来越大，甚至开始歇斯底里。此时，您需要决定如何回应，以避免争吵升级，SARW 技巧可以帮助您做出更冷静、理智的选择。

暂停（STOPP）：打破您的思维惯性，对自己说一句“停下来”。这能让您从当前情境中稍微抽离出来，帮助您摆脱自动化反应模式（当然，前提是您能在压力情境发生时及时觉察——而这往往才是最难实现的一步）。比如，向旁边跨出一步，能加强停顿的效果。

呼吸（ATME）：深吸一口气，让空气进入腹部，帮助自己短暂缓解紧张感。

反应（REFLEKTIERE）：简单思考一下，当前有哪些可能的方式进行回应？

选择（WÄHLE）：有意识地选择其中一种反应。

在行动之前短暂停顿，通过有意识地放慢呼吸，为自己争取片刻的控制感和正念，从而降低突发的压力峰值。整个过程只需要几秒（在上述争吵的例子中，对方甚至可能完全察觉不到您的调整），却能让我们的情绪更加稳定，而不会茫然无助。我们会重新意识到，自己依然在参与决定过程，依然拥有选择权。

在这三个微练习中，可以清楚地看到，尽管主动放松技巧会降低我们的兴奋性和警觉性，我们却能够保持精神上的“在线”，始终清醒、专注、集中且松弛。这既不彼此矛盾，也非巧合，而正是练习所导向的预期效果，因为其激活了身体应对压力时的放松反应。这种效果不仅适用于微练习，在其他各种经过科学验证的放松技巧中更为显著，例如瑜伽、太极、气功、自律训练、渐进式肌肉放松，以及身体扫描（body-scan）（参见下文）。

正念冥想的益处

如果觉得冥想听起来宗教意味过重，甚至带有神秘色彩，完全可以将其理解为“有意识的心灵训练”或“正念训练”。尽管冥想最初确实多起源于宗教背景，其实两者本质上并无不同。事实上，不仅在佛教中，几乎所有宗教中都有冥想或类似冥想的实践活动。然而，我们所关注的冥想的积极效果，既不取决于何种宗教信仰，也没有受到采用何种冥想技巧的限制，而且也不仅仅在修行多年的僧侣或瑜伽练习者身上才能观察得到。即便是毫无经验的初学者，也可以通过冥想来实现“放松反应的收获”。

下文可以找到引导式冥想练习的实用入门说明，您即刻就能尝试习练。如果您还从来没有进行过冥想，那么在引导下练习通常会更容易，即便如此，这些练习至少可以让您对冥想有一个基本认识。不过，在开始具体练习之前，让我们先来了解一下，正念冥想究竟是什么。

一些放松技巧的主要目的在于，通过最佳的身心恢复，为个人的工作与生活能力重新赋能。这种逻辑，尤其是这种想法背后的意图，对冥想来说却是陌生的。正念冥想的核心恰恰在于，对当下的一切不加评判地觉察，其目的并不是判断或归类，而是单纯地记录、觉知眼前的一切，仅此而已。

听起来似乎很简单，实操起来却不容易，否则也就不必专门进行练习了。我们的思绪总是处于飘忽游移的状态，而且大多时候都围绕着自我转圈。早期的佛教徒已经注意到这种现象，并称之为“杂念”，也叫作“猴子之心”，因为心念就像猴子一样，在树枝与藤蔓之间上蹿下跳、荡来荡去。

我们时常陷入各种关于当下日常生活或过往经历的思绪当中，并习惯性地给这些想法贴上评价的标签，或好或坏，这是非常正常的现象。但在大多数情况下，负面想法会占据上风，因为我们往往倾向于不停地分析过去出现了哪些问题，或担忧未来还可能发生哪些事。前文中我们已对此展开过讨论。这些思维模式自然而然会在大脑中留下痕迹。然而，通过定期的内在省思，有可能去安抚这颗“猴子之心”，也就是，逐渐训练自己，在当下保持觉察和正念。

冥想技巧主要可以分为两类：一种是有特定焦点的冥想，另一种则是完全开放式的冥想。后者更适合有经验的练习者，因此，此处着重介绍前一种。即便是有焦点的冥想，也可以进一步分为“固定焦点的冥想”和“流动焦点的冥想”。在固定焦点的冥想中，整个冥想过程注意力都集中在一个事先选择好的对象之上（可以是一个物体、信号、刺激或过程）。例如，可以专注于自己的呼吸、一个短语、一句话、一个图像、一个声音，或是一段祈祷。而在流动焦点的冥想中，注意力会逐步从一个身体部位移动到另一个身体部位，比如身体扫描练习就是这样进行的。这两种冥想方式，无论是固定焦点还是流动焦点，都已经被证实有助于缓解压力，而且从原理上来说都比较容易上手学习。

一些冥想技巧比较易于上手

正如我们在“微练习”中所看到的那样，冥想带来的放松与睡眠等活动所带来的放松完全不同。这一点在赫伯特·本森的研究中就已经得到了证实。后来，理查德·戴维森（Richard Davidson）教授和安托万·吕茨（Antoine Lutz）博士等人的开创性研究进一步提供了有力证据：冥想者可以进入一种高度清醒和专注的状态。不过，这种状态的出现也和冥想者的经验和练习频率密切相关。这种状态可以被科学地测量到：大脑中极高频的 γ 波活动增强，也就是脑电图中

40～60赫兹频率范围的波动增强；同时，负责冥想体验（比如感受与他人连接的区域）的大脑区域之间的神经同步性也会增强。定期进行冥想练习可以促进大脑快速处理信息的能力，使脑波达到稳定的共振状态，让大脑各区域更加和谐、高效地协作。持续练习冥想可以训练并增强γ波和神经同步性。在接受适当指导之后，就可以反复练习了，熟能生巧！

不过，练习冥想的最初阶段通常不是从γ波的出现开始的，而是α波和θ波的增强，通过“开放觉知”“共情冥想”等技巧，以及经验积累，γ波才会被逐渐激活。随着脑电波的活动，冥想质量和深度（包括伴随出现的放松感）即使在冥想初学者身上也可以进行评估。而对于习练经验丰富的冥想者，正如戴维森和吕茨曾经针对佛教僧侣马修·里卡尔（Matthieu Ricard）开展的研究中显示的，能够测量到前所未有的γ波活动：这是大脑认知或皮层功能达到极限状态的标志。这种共振现象，也就是大脑中扩散的同步化波，激活了大量神经元，这也很可能是神经可塑性强烈作用的迹象。换句话说：冥想本质上为所有人开放了一种可能性，重新去建立并优化大脑的神经网络，实现自我认知结构的重塑。

尤其是所谓的共情冥想（参见下文），似乎在这方面展现出特别的优势。这种冥想围绕着充满友爱与同情的人际关系展开，包括我们与环境、他人以及自我之间的关系，特别明显地有助于我们大脑的网络连接与神经通路的建立。神经层面的一致性在某种程度上反映了内在思维状态：在冥想过程中，主体与客体合而为一，产生强烈的连接感，一种“万物一体”的体验。其中，γ波起着关键作用，将我们存在的不同层面与当下的直接体验整合成统一的感知。或许，这正是佛教经典中所描述的“顿悟”。而在神经科学中，这种现象有一个更接地气的术语——“全局绑定”（global binding），即一种整体联结绑定的体验，通过脑电图或功能性磁共振成像可以观察到这种“全局绑定”现象。

不过，正如前文所述，我们不必将自己培养成冥想专家。萨拉·拉扎尔（Sara Lazar）博士和布丽塔·赫尔策尔（Britta Hölzel）博士在他们的研究中证明，即便是完全没有任何冥想经验的初学者，只要连续 8 周进行正念冥想，大脑中的某些区域也会发生改变，出现新的神经连接或结构重塑。研究的参与者会汇报自己日常生活中的压力（他们不是濒临崩溃的“心身耗竭综合征患者”，而是“承受着压力的健康普通人”），每天平均冥想 25 分钟，一部分在指导下完成，另一部分则自己在家完成。尽管这一领域仍需进一步研究，但通过正念训练来促进神经可塑性的证据表明，前景大有可为。我们现在已经知道，冥想可以减少杏仁核的活动，也就是可以缓解恐惧和焦虑情绪。在压力状态下，杏仁核会被激活，甚至过度活跃，但可以通过冥想将其缩小，或者说通过正念使其“萎缩”。与此同时，在海马这个负责学习、记忆和情绪调节的大脑区域，灰质含量则会增加。这一点格外引人注意，因为海马被认为具有很强的压力敏感性，在长期慢性压力下，其功能和密度都会下降，甚至可能会造成组织损伤。而正念冥想不仅有可能阻止损伤的发生，甚至可能逆转已经发生的损伤。

岛叶皮质的活动也会增强，活力提升：我们会更敏锐地觉察情绪及所谓的“内在状态”，会更少出现情感麻木或迟钝。前额叶皮质也参与其中：一方面，我们可能会更少去评价这些情绪，而这本身就有助于减轻心理负担；另一方面，我们似乎也更能控制这些情绪及其所激发的冲动反应。不仅灰质有所增加，白质也会增长，即神经纤维及其支持结构髓鞘也会增长，这表明通过冥想训练后，一些大脑区域连接得更加紧密，“大脑的信息高速公路”越发宽阔畅通。科学术语对此现象的描述是：互联性改善。这意味着，我们在自我调节和压力管理方面的能力得到提升，增强了“掌控感”。

比如，杏仁核与前额叶皮质之间的关联更紧密，让我们能够更好地调节情绪：我们一方面更敏锐地觉察情绪的来临，另一方面也许能更加平和、从容地面对，而不是本能地对抗或逃避。从神经递质的角度，或依据其不同的活跃模式来看，这一点似乎也能得到印证。

简而言之，正念冥想是一种有效的自我调节方法，可以提升注意力，让我们更好地识别重要的事物，改善自我与身体觉知，更好地意识到自己和身体的存在，帮助我们更好地控制情绪，我们共情、同情和理解他人的能力也得到提升（这也解释了为何冥想对医生特别具有吸引力）。

正念冥想是实现自我调节的有效方法

尽管仍有许多问题未解，但可以说：通过冥想，压力变得更具有可逆性，其有害影响可能得到逆转。从这个意义上来说，冥想可以在医学和自我调节方面发挥有效的作用，特别是涉及与压力相关的问题时，这一点我们将在下文中讨论。

冥想与安慰剂效应之间还有一个相似之处。研究表明，在安慰剂效应和正念冥想中，被激活的大脑区域有一部分是相同的。我们记得：安慰剂效应的发挥，需要一个积极条件，即一个让我们记忆深刻的正面体验——比如有效药物、关怀、安慰的话语或类似的事物。当触发刺激出现，引发这种记忆时，积极条件和期待就会发挥其治疗效果。根据神经生物学的发现，有理由推测，正念冥想的作用与某种形式的安慰剂作用可谓异曲同工。

冥想在医学实践中的应用

若干研究成果已经在实践中得以应用。医学实践始于美国问题学校中的冥想项目，不仅提高了学生们的学业成绩，而且降低了暴力行为的发生频率。冥想的影响也延伸到了监狱，冥想被成功用于罪犯复归社会的过程。这些应用领域令人兴奋，但我们还是主要关注医学和健康领域。

以德国为例，埃森中心诊所（Kliniken Essen-Mitte）的多博斯教授（Prof. Dr. Dobos）及其团队会在所有患者中应用正念冥想。即便是像癌症这样以身体疾病为主的病症，在接受常规医学治疗的同时，也会将正念冥想作为辅助方法。因为其不仅有助于患者应对疾病，有时甚至能给康复过程带来直接的促进作用。特别是在慢性疼痛患者、焦虑症患者和抑郁症患者身上，正念冥想取得了令人瞩目的疗效。此外，在成瘾治疗领域，正念冥想如今也在应用中显示出积极的前景。

“正念减压”（Mindfulness Based Stress Reduction，MBSR）项目，在德国被称为“基于正念的减压疗法”或“正念压力管理”研究，其研究积淀非常深厚。乔恩·卡巴金教授是将正念引入西方医学的奠基人，其理念以赫伯特·本森的研究成果为根基。乔恩·卡巴金教授发展出的“基于正念的减压疗法”对于缓解疼痛非常有效，同时还显著减少焦虑和抑郁，在预防方面效果尤为明显，患者应对压力的能力也会得到增强。此外，一些疾病的康复进程，例如像银屑病这样的炎症性皮肤病，在“正念减压”项目的支持下也可能加快，同时免疫系统也更容易恢复平衡，使患者的免疫力得到增强。

在许多相关人士听来，冥想似乎成为了一种神奇的新药，医学中的万能武器。但这可能是一种误解，因为从某种意义上说，冥想恰恰处于药物的对立面。冥想不是被动地服用某种东西，而是需要积极投入和有意识地做决定，在较长的时间段内、以规律的方式投入一些时间。仅仅相信“正念有益”还远远不够，效果不会自动显现，需要一定的决心和深层信念。决心可以帮助我们迈出第一步，而要在日常生活中真正坚持正念练习，则需要深植于内心的信念，为自律与耐心提供稳健支撑。然而，也不必因此望而却步，相反，正是这种自内而外的主动性才是关键的一部分。这并不是障碍，许多人在体验过冥想之后，就再也不想放弃了。一切都是自愿为之，原因很简单：因为冥想帮助练习者获得了一种全新的生活品质。

冥想不是药物

最终，每个人都需要找到最适合自己的方法。除了前面提到的“正念减压”项目，还有一类在整体上与之类似，但更贴近本森方法的项目，即“心身医学压力调节项目”（Programm zur Mind-Body-medizinischen Stressreduktion，MBMSR），以及本章介绍的BERN模型。在德国，这两个项目已被多家医疗保险机构纳入以“压力下的健康”为名的健康促进项目计划。该项目同样经过了科学评估论证，相较于“正念减压”项目，更多面向健康人群。而“正念减压”项目的参与者则由于承受着疾病痛苦，有更强的动力去坚持完成更为频繁的冥想训练。像BERN一样，“心身医学压力调节项目”也属于正念“知情”项目，基于放松和冥想技巧，同时纳入更多身体、运动、营养及认知行为层面的内容，由此非常适合参与者的自我关怀以及健康促进。

无论选择哪种方式：报一个周末研讨班，由某位老师教授上述课程中的某一种，在面对面的交流中为您答疑解惑；或者直接参加一个为期数周的小组课程；又或者您更愿意通过书籍、在线课程、应用程序或 CD 来逐步接触这个主题——这一切的决定权都掌握在您手中。无论如何，正念练习绝不应该变成又一个必须完成的任务，不是另一项被塞入日程表的额外安排。我建议每个人都可以尝试一下，比如从一次引导式身体扫描练习开始。最坏的情况不过是在习练过程中睡着了——这也完全没什么可担心的，通常来说不会带来任何副作用。

冥想练习

放松反应

从今天开始，您的任务就是，每天将冥想练习融入日常生活。所以请下定决心，每天花 5 ~ 10 分钟进行冥想，以完全开放的心态亲身去体验冥想带来的感受。如果在过程中您的思绪漂移不定，是完全正常的。不要对此做任何评价，只需反复地将注意力重新放回到冥想焦点上即可。

尝试让冥想成为日常仪式，并将其作为日常生活的一部分。您可以琢磨一下：放松反应适合安排在生活中的哪个时段？您希望什么时候、在哪里进行冥想？

关于每天的练习，请您分别记录每天放松时的感受和经历。哪些方面做得比较好？哪些地方还感觉有难度？还有就是，什么成为了影响每天坚持冥想练习的障碍呢？

准备工作（适用于前文中所有练习）

选择一个合适的时间段——无论是清晨、午休时分，还是临睡前，都可以尝试一下，这样才知道哪个时间最适合自己。然后找一个不会受到打扰的地方，确保您在练习期间不会因为电话、来访等事件而分心，将手机关机，在需要的情况下提前告知他人，自己在接下来的 20 ~ 30 分钟（取决于具体练习内容）不便做出任何回应。如果愿意，也可以准备一个钟表在旁边，或将闹钟设定为计划练习的最长时间，以防超时。

尽可能将所选择的练习转变为一种仪式，每天在相同的时间、相同的地点进行冥想会有助于仪式感的建立。这既可以帮助自己，也能让周围的人更容易适应您的冥想习惯。在一段时间内，您可以尝试各种不同的方式，直到找到那个适合自己的仪式。接下来将介绍 3 种经过验证的练习“原型”，以供参考。随着经验的积累，可以根据个人需求对这些方法进行调整和改变。

这些练习中的重要组成部分是呼吸。原因在于，呼吸既是一种无意识的行为，也可以通过意识来进行调节，也就成为一种将注意力集中在当下时刻的最佳方法。有意识的呼吸总是发生在当下这一刻，如果思绪漂移，可以通过下一次呼吸重新回到当下——毕竟，即使没有注意力，呼吸也会继续进行。通过这种简单的方法，可以不断地将身心重新连接在一起。

请注意，在下面介绍的所有练习中，应尽量运用鼻子呼吸（当鼻子通畅时，这通常比用嘴呼吸更容易），并进行腹式呼吸：吸气时，腹部隆起，横膈下沉扩展；呼气时，横膈收缩，腹部下沉。通过这种方式，您会优先将空气吸入肺部的深层区域。在非常深的呼吸中，腹部在吸气末可能已经开始下沉，同时胸腔开始扩张、上抬。除非有特别说明（比如在练习开始前为了更好地进入状态，或作为快速的微练习），否则不要强迫自己进行某种特定的呼吸。这些练习并不是为了实现特定目标。能深呼吸时，就深呼吸；如果呼吸比较浅，那就浅呼吸。一切顺其自然就好。

静坐冥想：呼吸冥想（15～20 **分钟**）

现在请您选择一个合适的坐姿——可以坐在椅子上、冥想垫上或类似的坐具上。如果能有助于您保持规律练习，甚至可以将就座也变成一个小仪式。请花一些时间，找到一个能够使身体得到良好平衡的坐姿，保持身体端正、后背挺直，避免过于僵硬或紧张。重要的是，您要能顺畅呼吸，拥有充足的空间，确保腹部和胸部不会受到挤压。如果需要，可以稍微宽解衣物，保证坐姿舒适，姿态轻松自然。

将您的双手置于大腿或腹部之上，或放在其他让您感觉舒服的地方，哪里都可以。让肩膀自然下垂，保持放松。也可以有意识地放松面部肌肉，通过“放下”来实现放松，也可以自然微笑。所有与保持坐姿和呼吸无关的肌肉都可以完全放松下来，得到释放。

请您再次意识到：此刻处于自身的内在沉静时刻，一小段休憩时间。在这段时间里，您无需去思考任何事，也无需去完成任何事。

如果您愿意，现在可以闭上眼睛，或保持双眼处于微睁、放松的状态，选择一个注视点，例如前方地板上一两米处的某个点，让视线自然地、放松地投向这个点。

享受这份宁静，享受存在的状态，让自己放松地沉浸在这个时刻之中。什么都不用做，没有什么目标需要去达成，不必去到任何地方，只需要待在这里就可以。

接下来，让您的注意力在房间里游走——您能觉察到什么？

让一切顺其自然。观察即可，不加评判。

然后，请将注意力完全拉回到自己身上。不必尝试评价或改变：您此刻的感觉如何？您如何觉知自己的存在？此刻的氛围体验如何？

让一切顺其自然。只是去观察，不加评判。全然停留在此处、此刻。

现在，请将注意力转向面部：是否能在鼻孔和/或嘴唇处感受到一吸一呼的气流？不要刻意改变或寻找什么：您是否能感受到气息？空气是温热的还是寒凉的？湿度怎么样？具体在哪里？有什么样的感觉？您是否能察觉到吸气与呼气之间的差别？即使您此刻没有什么感受——也请将注意力停留在此区域。

在接下来的呼吸中，跟随着气息进入自己的身体当中，跟随注意力的引导，而后再跟随气息离开身体。

在接下来的几次呼吸中，继续保持对吸入与呼出气流的觉察，感受这种节奏性的、波浪般的起伏……

一吸……一呼……不必控制呼吸，只要保持完全地觉察。您能感受到吸气结束、呼气即将开始前的那一小段停顿吗？

您是否也能觉察到在呼气结束，下一次吸气开始前，存在的短暂停顿呢？或是呼出气息后的那片刻停顿？

请您觉察一下：两个停顿中，哪一个更短，哪一个更长？或者是否一样长？没有标准答案，也没有“错误”答案，只要尽可能有意识地去感知这些停顿，以及流动的呼吸节奏，或腹部的起伏。

现在请将注意力集中在每一次呼气结束时的那片刻停顿之上，在这段停顿中，选择一个词、一个图像、一个声音、一个音调、一个数字、一个简短的句子或其他类似内容。既可以是中性的，例如数字“1”，或是像“平静”“和平”“爱”这样的词，也可以是带有积极意义的一个短句，比如“我很平静”。请在内心默念这个词或去想象图像或声音，每次呼气后将注意力集中于这个专注点。

接下来的练习时间里，始终保持这个重复的节奏：吸气，呼气，聚焦。

如果有其他念头或干扰出现，与呼吸或专注无关，也不必气恼，只是轻柔地把注意力再次收回，无需费力。甚至可以为自己而高兴——因为您注意到自己走神了，从而能将意识再次引回到呼吸与焦点之上。

如海浪一般，一次次重新卷起、冲刷至岸边，呼吸也是如此——不断重复，每次却都是崭新的。而您的焦点就是流动中的一个稳定锚点。

您也可以将这种带有节奏的呼吸顺序想象成一串舞蹈动作：从吸气前的短暂停顿开始，也就是聚焦的地方，最终再次回到起点，向前、向后，始终按照同样的动作顺序进行。

吸气、呼气、聚焦——在接下来的10～20分钟里，尽量保持这种状态，不要产生身体及精神上的紧张感。如果体会到一种沉重感，那就任由自己去享受它，或与内心的宁静共处。

如果感觉自己就快要睡着了，可以随时结束练习，或睁开眼睛，用眼睛睁开的方式继续进行冥想。如果您发现杂念太多，或此时、此地并不合适，也别气馁。即使中途放弃了，也请为自己感到开心，因为您的尝试本身就有意义。即便是最伟大的禅师，同样有状态欠佳的日子。与其勉强自己静坐很长时间，不如只是实现片刻自省，以及短暂的专注与清澈状态（放松又清醒）。

为了圆满地结束练习，您可以在下一次呼气之后，在心中默念数字“5”作为焦点，再下一个呼吸时默念“4”，以此类推，直至念到“0”。接着，缓缓地按照自己的节奏，将注意力收回到所处的空间中。睁开眼睛，如果愿意，伸展一下身体，由此“抵达”了本次习练的目的地。

最后，享受这个时刻：您刚刚完成一件于己有益的事情，给自己带来了片刻的内在安宁。

仰卧冥想：身体扫描（约20分钟）

现在，请选择一个合适的仰卧姿势——可以在毯子上、瑜伽垫上或其他类似的地方进行习练。

尽量不要选择在床上进行：一方面，床更容易让人产生困意；另一方面，这项练习不应引导您在潜意识中将“床”标记为一个不是在上面睡觉的地点。

您也可以把“躺下”这个动作变成一个小小的仪式——每天在相同的时间、相同的地点进行。将双手置于身体两侧或腹部上方。手掌朝上或朝下都可以——重要的是让您感到舒适。很多人习惯把双手放在身体两侧，并略微张开手掌朝上。让双脚自然地向外放松。

请注意，躺下时要感觉身体被地面、毯子或垫子很好地支撑。地面够暖和吗？有没有风吹来？您是否需要盖一条毯子？您的脚暖和吗？头部垫得舒适吗？

现在，您还可以轻轻地摆动一下身体，调整到一个既端正又松弛的位置，必要时可以稍稍宽解衣物。是否有充分的空间进行呼吸呢？除了保持姿势和呼吸所需的身体部位，其他部分都可以得到释放、放松。

请您再次意识到，此刻您正在为自己馈赠内省的时刻，一段无需任何思考、无需做任何事情的时间。在练习中，完全地“在场”、专注、觉察。不放过任何感受，但也不要做任何强求。

如果您愿意，可以闭上眼睛，或在双眼微张、放松的状态下，找到一个点，比如天花板上的某个位置，让目光轻松地注视它、穿透它。

享受这份宁静，享受自身此刻的存在，放松地沉浸其中，只是尽量不要睡着。

现在，让您的注意力轻轻地滑过房间——您能感知到什么？您能否将注意力有针对性地投向房间的某个角落、某个方向或某个区域？在您的意识和感知窗口中浮现出了什么？

无论浮现出什么内容：让其保持原样。只是观察，不去评判。没有什么需要改变、需要实现，也无需在别处。

接下来，把您的注意力完全放回自身。不必尝试评价或改变：您此刻的感觉如何？您如何觉知自己的存在？此刻的氛围体验如何？

同样，让一切顺其自然。只是观察，不做评判。全身心地待在这里，和自己在一起，处于当下。

当您身心俱在，准备好之后，将注意力缓缓移至双脚。先从右脚开始，具体地说，是从右脚脚趾开始。（当然，如果您愿意，从左脚开始也可以。）您能感觉到您的脚趾吗？是否能逐个感知每一根脚趾，或同时感知全部五个脚趾？您能感受到温暖、寒冷、脉动、瘙痒、牵拉等感受吗？究竟是表层的感受，还是更深层的、身体内部的感受呢？

在练习过程中，无论您的注意力聚焦在什么上面，请任其保持现状，不去评判，不去改变——只是观察、感受……在接下来的某一次呼吸中，将其轻轻地释放掉。

接着，将注意力从脚趾移动到右脚背，然后到脚底，再到脚踝——包括外侧和内侧。在每一个部位都稍作停留，继续观察。如果愿意，现在可以扩展您的感知范围，将整个脚部都纳入“感知窗口”。此时此刻，您感受到什么？只是去感受，不加评判——然后，再次释放掉这些感受。

在您一步一步地“扫描”身体，在思维依次感知各个部位的过程中，可能会出现完全没有任何感知或觉察的情况，这完全不要紧。不要强迫自己去寻找某种感受。或许有感觉，或许没有。

也可能在某个区域，您的感受特别强烈，甚至是不太舒服的感觉。在这种情况下，也请尝试仅仅是观察，而不去想改变。即使这样不太容易，也请努力做到，不去评判这些强烈的感受。现在是什么样子，就保持现状。也许您会注意到这些强烈感受中有些细微的变化或流动。或者，感受是始终如一的吗？不妨带着好奇心去观察，保持觉察，细心感受。

在右脚之后，将注意力继续向上移至右小腿。您可以把它作为一个整体来感受，也可以逐一感受小腿两侧，以及不同部位。请您再次将注意力引导向内，体会更深层的感受：您能感觉到什么？沉重？温暖？还是来自支撑垫的反作用力？

接下来，在下一次呼气中，将注意力从右小腿继续轻轻缓慢移至膝盖，仍然按照之前的方式进行。不要去评判某个身体部位的感觉好坏，只需问问自己：我现在感受到什么？即使一时间找不到清晰的答案，也请保持专注，耐心等待。

继续进行身体扫描，从膝盖移动到大腿——反复遵循相同的原则。以平和的心态将注意力安静地投注到身体的每个部分。对较大的身体部分，可以多花些时间，用更多的呼吸次数去感知。当然，如果您觉得把身体部分划分得更细微一些更有助于感知，也完全没问题。根据自己的实际感觉和当下状态，自主决定最适合自己的方式。

完成右腿的“扫描”之后，请将注意力转移到左脚和左腿，以同样的方式进行“扫描”。请始终记住，在心中扫描过某个部位之后，有意识地将其“释放”。然后，仿佛注意力是一个缓缓上升的扫描仪，将扫描的“光束”主动投至身体的下一个部位。如果愿意，也可以将内在的注意力转移与呼吸相结合：在一次恰当的呼气中，将刚刚扫描过的区域缓慢移出您的“感知窗口”，在随后的吸气中，扫描仪开始照亮或感知下一个身体部位。

在扫描完左腿之后，请将注意力转向髋部，先是右侧，再是左侧，然后是骨盆、耻骨区域，继续到臀部、下腹、下背部、身体两侧——直到您能将整个下腹部作为整体来感知。您在身体下半部分感受到了什么？是否能感受到伴随呼吸节奏发生的细微运动呢？

下腹部扫描完成后，请将注意力转向上腹部、整个腹部、躯干两侧、中背部，最后是上背部、肩膀区域、胸部。感受躯干上半部分，而后再感受整个躯干。仅仅去觉察正在发生的一切。

现在，请将注意力从躯干再次轻柔地移开，可以伴随着一次流畅的吸气动作，从躯干出发，经过肩膀和手臂，移至双手和手指。和之前扫描双脚一样：首先从一侧开始，例如右侧，然后是左侧。您在双手上能觉察到什么？是否可以逐一感知每一根手指？直到指尖？或者能感受到手腕、手掌内部，乃至整只手？继续保持觉察的状态：只是观察，不去评判，不去改变，也不去强求。

请将注意力从双手和手指慢慢地移向手臂，一次一侧，比如先是右臂，然后是左臂：从前臂、肘部、上臂一直到肩膀。您也可以同时感知双臂向上直至肩部的路径。您能做到吗？是否能感受到其中的差异呢？

接下来，将注意力继续从肩膀移向颈部，感知颈部两侧、前部，喉部区域，再到后方的颈背部，从那里继续上升至后脑勺，感受头部两侧。感知双耳、太阳穴、颞下颌关节、面颊、上颌骨、下颌骨、下巴、下唇、上唇、整个口腔、人中。在呼吸时，您能感受到气流吗？吸气和呼气之间有没有不同？温暖的，还是清凉的？即使在此刻您感觉不到什么，也让注意力安静地在此停留一下。

然后，继续一步步将注意力移向鼻孔、鼻梁、鼻翼、鼻根、眉间、眉毛、眼睑，直到最终感受到额头的存在，也许是从两侧开始感知，再稍微停留在额头中部。也可以将整个额头作为整体来觉察。

在感知完额头之后，请将注意力继续移向前额发际线，由此向上移动到头顶，同样将注意力从两侧及后脑方向移到这个区域。请在练习的尾声稍稍停留在这个部位，也就是身体的最高点——头顶。此刻，您注意到了哪些感受？脑中浮现出什么念头？

在这一部分的练习中，也让一切顺其自然，仅仅观察，不去改变，不加评判。带着觉察和专注，有意识地呼吸，在这一身体部位停留。

在本次练习的最后，可以从头顶出发，再次将注意力如流水般顺着整个身体向下滑落。想象自己正站在淋浴喷头下，水流就是您的注意力，轻柔而舒缓地落在头顶，流经额头、面部、后脑、脖颈、肩膀、手臂、双手、胸部、腹部、背部、臀部、骨盆，最终流到大腿、小腿，直到脚底——并从脚底渗入大地。

也许，您现在可以就这样静静地躺着，呼吸着，存在着，感受到整个身体作为一个整体的存在，一种统一的状态。也许您能感受到，从上方向下俯瞰时，在练习的最后您是如何安然地躺在那里。一切如其所是，顺其自然。

现在，请缓慢地、有意识地将注意力带回这个房间，带回到您自己身上。轻轻地动动手指和脚趾、手臂和双腿，如果您愿意，也可以伸展和拉伸身体。如果准备好了，就慢慢地睁开双眼，为回归日常生活留出一点过渡的时间——一开始，视线还有些模糊，而后可以再次去感知周围的环境。

如果觉得适合自己，就尽情享受这个当下，也可以在之后的某一刻再次品味：您刚刚为自己做了一件益事，为自己创造了片刻的内在宁静。

共情冥想（约 5 分钟）——可以与前两个练习结合进行

请找一个舒适的坐姿，开始进行呼吸冥想（如前文所述）。放松自己，如果愿意，可以闭上眼睛，继续根据自己的节奏安静地呼吸。在接下来的几分钟里，将注意力集中在呼吸上，以及吸气和呼气时身体的起伏变化。

当您感觉准备好了，试着主动地去感受慈悲之心，在脑海中想象某个人，并向他 / 她传递一个积极的信息。根据下面的顺序依次进行，每次持续 4～8 次呼吸。

1. 想一想您自己。
2. 想一位亲近的家人（未必是性伴侣）。
3. 想一位朋友或熟人。
4. 想一个陌生人或“中立的人”（例如最近在路上遇到

的人，您并不真正认识的人，或者虽然认识但没有唤起您特定情绪的人）。

5. 想一位处于棘手关系中的人（也许是刚刚发生争执或正在经历冲突的人）。

6. 想所有人、所有生物或整个宇宙。

在心中为这些人/生物送上祝福与安康，传递爱与同情。也就是说：从您自己开始，向自己发出如下的心语："愿我幸福快乐""愿我远离疾病与痛苦""愿我被温柔地守护"（或"愿我得到爱""愿我找到平静与圆满"），选择最适合自己的表达方式。然后，按照之前的顺序，把祝福和心念逐步扩展到其他人和生物，通过心语为他们送上美好的愿望。

在练习结束前，再安静地进行几轮呼吸，跟随、关注自己的呼吸。大约 5 分钟后，将注意力慢慢带回房间里，结束本次习练。

第四支柱：有意识地享受食物与健康饮食

在应对压力与自我调节中，几乎没有哪个主题会像饮食这样引发如此多不同的观点。即便是专家们也常常围绕"理想的饮食方式"这个问题争论不休。各种新的饮食理念层出不穷，不断涌现出新的说法，告诉我们应该如何饮食。与书店中满满几排关于烹饪和营养的书籍相比，本书涉及此主题的篇幅相对较少。不是因为这个主题不重要，其背后的原因非常简单。在饮食问题上，唯一确定无疑的是：对所有人都适用的"最佳饮食方式"并不存在。

可惜吗？这反而是幸运的，因为这样我们每个人就有更多的选择空间来制订自己的饮食计划了。当然，要优化个人的饮食方案，必须考虑个体的需求及其健康状况，所以在此我只能给出一些基本的建议。这些建议主要参考了哈佛大学公共卫生学院（Harvard School of Public Health）及其他美国权威机构的科学指导，同时也结合了我在神经生物学和健康促进方面的相关研究成果。

无论如何，饮食过程应该纳入更多的正念：有意识地选择食物，关注食物和营养的质量（而非单纯的数量），是心身医学的核心要素。享受食物本身也应该占有一席之地，毕竟饮食不应该成为自我惩罚，尽管在某些情况下，适度克制饮食可能是有益处的。

吃饭时额外增加一份正念

饮食不仅是一种文化成就，更是健康的核心组成部分，由此被作为 BERN 模型中的第四支柱：如果没有摄取对人体至关重要的营养素，身体代谢、身心运转中的许多重要功能都将无法实现。同时，营养不良和营养缺乏也是不容忽视的疾病因素。例如，超重被视为 2 型糖尿病、心血管疾病及某些癌症的风险因素之一。

恰当的饮食摄入可以帮助预防疾病，或者对疾病的治疗进程产生积极的影响，同时还能“强化”神经系统，并在整体上提升身心健康。这一切对您来说可能并不陌生——但问题是：为什么许多人常常难以遵循这些看似简单的健康饮食准则，而且在压力大的时候尤其艰难？为什么食堂里那份正宗咖喱香肠或炸猪排，比一份配有豆腐丁的健康沙拉更让人垂涎欲滴呢？

压力让饮食成为许多人的情绪“出口”：人们试图通过食物来补偿、奖励自己或填补内心的空虚，因此偏爱甜食和高脂肪、分量多的食物。当大脑发出能量短缺的信号，尤其是在（哪怕是误以为）即将面临“战斗或逃跑”的局面时，就几乎已无法抑制对高能量食物的渴望。而我们生活的环境也让一切唾手可得，诱惑太多、太近，几乎全天候存在。于是，人们便通过速食、快餐、薯片、糖果和含糖饮料，来缓解挫败感或填补空虚——越甜越好，最好还没有“难消化”的膳食纤维，就更不用说酒精的吸引力了。

您是不是也有过类似的经历？我至今还清楚地记得自己在护理岗位上，以及后来在神经科和内科担任住院医师的那些日子。那时，患者在出院当天会为整个病房团队留下些甜食来表达谢意。甚至等不到患者拿到出院通知书，走出医院大门，大家就已经蜂拥而上，把巧克力之类的“战利品”一扫而空。当然，那可不是“正念进食”，重要的是那股馋劲儿、对“安慰食物”的渴望，在那一刻得到了短暂满足。在中医中也有类似的概念，指“失去内在平衡”。因为在没有压力的情况下，比如在度假中，又或是节奏缓慢、平静放松的周末，这时面前摆了一整块巧克力——您是否经常会不知不觉就吃光整块巧克力呢？对吧，就是这样。

这本身其实并没有什么可指责的，偶尔为之甚至可以短暂提升我们的生活质量，甚至“拯救”一个原本不那么愉快的夜晚。相信您可能已经猜到了，只要不过度，或者没有养成一种习惯。这里也适用那句老话：“剂量决定毒性。”不仅如此，第二个问题也很容易随之而来。

不巧的是，经验表明，在这种“奖励”期间或之后，我们的活动范围还是老样子，并不会扩大。更多时候坐在电视机前，而不是去运动——一种积极的放松方式完全被抛在了脑后。但是，如果我们忽视了健康的两大支柱（饮

我们常常只是单纯地吃，而不是享受食物

食和运动），我们的健康“神庙”就可能摇摇欲坠。如果这种状态变成常态，我们就落入了陷阱当中：幸福感降低、超重风险增加，而这些又是导致额外压力的因素。换句话说：我们感到压力大，然后去吃东西，采用的某些饮食方式反过来让我们感受到更大的压力。没有维生素和矿物质，反而是大量的“空能量”、饱和脂肪酸，还有或多或少隐藏的添加剂和鲜味剂。如果我们运气不好，恰好又是那种容易内疚的人，负罪感就会袭上心头，一份“不快乐套餐”就此出炉。

尤其在压力大的阶段，饮食其实对我们来说就变得尤为重要。不过，饮食同样也为我们提供了一个简单易行、直接有效的方式，以健康的方式应对正在积聚的压力。当压力的初期迹象显现时，我们可以将其看作一个信号，提醒自己更加注意饮食：不要边走路、边站着边吃早餐；不要在午餐时查邮件而忽略了真正吃什么；不要在晚上一边漫无目的地换电视频道一边吃饭，甚至都不知道什么时候已经吃饱了。

如果我们在选择和准备食物时更有觉察力，不仅会让我们感受到是在“照顾、善待自己”，也会提升饮食的乐趣，这几乎是自然而然的结果，正因为我们开始更有意识地关注“吃”这件事。而有意识、充满感官体验的饮食方式也帮助我们更好地把握分寸——过犹不及，这同样适用于饮食和体重控制。科学研究发现，体重指数（body mass index，BMI）与健康之间的关系通过图像呈现时，仿佛一个“倒过来的U”：超重不好，但体重过轻也同样有害。那么，您自己的“黄金中间值”在哪里呢？

地中海饮食

如果说哪个地区以懂得享受生活而闻名，那一定是地中海地区。当然，我也知道还有其他很多地方，但几十年来，地中海饮食始终被视为健康饮食的典范，无论各种新饮食风潮如何此起彼伏，它始终屹立不倒。需要特别说明的是：这里指的是 20 世纪 60—70 年代，意大利、西班牙、希腊和土耳其等地中海沿岸乡村地区的传统饮食，而不是我们今天所说的披萨外卖，也不是那种土耳其烤肉夹馍。

地中海各国的饮食风格尽管在细节上有所不同，但依然存在许多共同点：

经常食用水果和蔬菜（如番茄、洋蓟、西蓝花、橄榄、柿子椒等）；

还有坚果、种子类和豆类；

以高品质的冷榨橄榄油作为主要脂肪来源；

鱼类和海鲜是重要的蛋白质来源，也是必需脂肪酸的重要来源；

每天适量食用奶酪（以及奶制品）；

合理摄入碳水化合物，形式包括（全谷物）面包、意面、米饭或土豆；

使用新鲜香草调味，如百里香、迷迭香、罗勒、牛至；

大蒜也十分受欢迎；

晚上偶尔来一杯红酒；

较少食用肉类和香肠类肉制品；

通常保证充足的饮水量（优质水），也包括适量饮用咖啡或浓缩咖啡（尤其在上午），这不仅有助于消化，也能满足身体对苦味物质和鞣酸的需求。

水果和蔬菜是地中海饮食的重要组成部分，富含维生素、微量元素、矿物质，以及具有抗炎和抗菌作用的植物活性成分[1]。豆类则含有大量蛋白质，而坚果富含健康脂肪和B族维生素，例如维生素 B_1，对碳水化合物代谢非常重要，同时还兼具其他有益作用。橄榄油含有大量的单不饱和脂肪酸，也可以用亚麻子油、芝麻油、坚果油或菜籽油替代，这些油富含多不饱和脂肪酸，其中也包括 ω-3 脂肪酸。不过要注意，并非所有油都适合高温煎炸。就这方面而言，橄榄油是一个“全能选手”。况且，地中海饮食中本来就不太强调那种北美饮食中常见的高温烹制。

ω-3 脂肪酸也存在于海鱼中，例如鲭鱼、鲱鱼、鲑鱼或沙丁鱼。这些脂肪酸有助于预防心血管疾病，降低促发心肌梗死的低密度脂蛋白胆固醇水平，并且抑制癌细胞生长，在人体中发挥着至关重要的功能。减少或适量摄入肉类和香肠类食品，则意味着减少摄入相对不健康的动物性饱和脂肪。这里主要指“红肉”，也就是猪肉、牛肉、羊肉（较之于“白肉”的禽肉），它们可能会在体内促发炎症反应，特别是当“红肉”被加工成香肠类肉制品时，还可能增加患心血管疾病甚至抑郁症的风险。饮食和情绪之间有着密切的联系，俗话说“要抓住一个人的心，先抓住他的胃”，但这只是其中一个方面。

新鲜的厨房香草在地中海饮食中可以发挥其抗氧化作用。抗氧化剂被称为“自由基捕捉者”，可以在细胞、分子和最微小的身体结构层面上拦截氧化应激。氧化应激因还原性物质和氧化性物质之间的平衡被打破而产生，后者特别活跃，可能形成有害化学物质。当活性氧分子，也就是氧自由

---

1 植物体内的次生代谢产物（如萜类、黄酮、生物碱、甾体、木质素、矿物质等），对人类及各种生物具有生理促进作用。

基占主导地位时，可能会加速衰老过程，并且促进一系列疾病的发生。可以将压力想象成不仅存在于人与人之间，或者个体之间，而是存在于细胞和分子之间，也就是存在于微观层面。在抗氧化剂含量方面，丁香是“顶级供应商”，而迷迭香、百里香、马郁兰、牛至和罗勒等香草，也能为我们的身体提供有益的“自由基捕捉者”，将厨房变为小型的“青春之泉”。至于他们在味道和香气上的多样性，更是自不必言。

说到香气：大蒜总是让人有不同的看法，有些人不太能接受它，但在地中海饮食中大蒜仍然备受欢迎，特别是被用作味道浓烈的调味料。从健康角度来看，大蒜也有诸多好处，尤其值得一提的是降血压和抗菌的功能。

时间和社交也是饮食的一部分

在地中海饮食中，列表中缺少的两个重要元素或许就是：时间和社交。吃饭不是一种必要的负担，正如我们面对特别大的压力时常常感受到的，而是文化中的重要组成部分。至少俗话都是这样说的。人们腾出时间来做饭、享受美食，大家坐在一起聊天、开怀大笑，庆祝着享用食物的过程，动用所有的感官来体验，其文化层面因此得以延续保持。有意识地、感官全开地享受食物，和社交元素彼此结合，不仅促进了幸福激素的分泌，还能减少急性压力。作为一种轻松愉快的社交仪式，它甚至可以打破慢性压力。

值得注意的是：“怎么吃”比“吃什么”更重要——即使是最简单的一餐，如果能用心去享受，最好是与他人共享，也能起到治愈作用，带来幸福感。无论在具体的物质层面，还是象征性的精神层面，地中海饮食都有益于心脏——它不仅提倡“享受”而非“烦恼”，还能改善心率变异性，也就是说，我们的心脏会有更强的适应性和抗压能力。

均衡的餐盘——季节性和本地化

“均衡的餐盘”已被证明是一种实用的方法，帮助您找到不同食物之间的正确比例，在此作为一个额外的指导建议提供给您。特别是对经常外出就餐、在食堂或旅行时用餐的朋友来说，难以进行能量计算和食物称重，可以采用这种方法促进均衡饮食的实现。

请您想象一下自己的盘子，在脑海中将其分为 1 个 1/2 和 2 个 1/4。盘子的 1/2 留给蔬菜和 / 或水果，1/4 放碳水化合物，当然最好是全谷物，最后的 1/4 放富含蛋白质的食物以及健康脂肪。

全谷物碳水化合物指那些不仅仅由纯糖组成，而是包含谷物所有组成部分（胚乳、胚芽和皮层）的全谷物产品，或土豆、大米、黍米等。蛋白质来源可以是鱼类、肉类、鸡蛋、奶制品或大豆制品，而“均衡的餐盘”应该遵循与地中海饮食相同的基本原则：尽量少吃肉，但要选择更加高质量的肉类，减少动物性饱和脂肪，而且奶制品也应如此。建议成年人尽量选择低脂奶制品，比如淡奶油、乳酪、法式酸奶油等，或者减少食用的份量；而儿童和老年人相对来说需要更多脂肪，只要消化没有问题，建议适量食用全脂奶制品。

健康饮食的另一个方面在于，食用应季的、本地产的食物。运输距离的缩短有助于气候保护，相当于间接有益于健康，但这并不是本书要强调的重点。尽管超市在冬季也会供应草莓，我们也能在一整年里找到各种水果和蔬菜，但是不应仅仅出于气候保护的考虑，更应将饮食营养作为直接原因，选择应季的、本地产的食物。远程运输的产品在口味上往往不尽人意，而当地出产的食物通常更新鲜，也含有更多的营养素。因为省去了长途运输的环节，这些食物往往是在真正成熟之后才被采摘，而不是在集装箱中“后熟”的。此外，还有研究表明，我们的身体早已适应了应季食物，能够更好地消化和吸收其中的营养。这一切几乎都不是偶然。

或许可以顺势利用食材供应的季节性变化，让您的食谱更加多样化，或在一年四季中培养一些饮食仪式：从芦笋上市、苹果丰收，到外出采摘蘑菇。哪怕只是在冰箱门上贴个时令水果蔬菜日历作为小小的提醒，了解哪种本地果蔬刚好应季，也能唤起一份期待。自己动手下厨，也是仪式的一部分，更添了一层享用优质食材的乐趣：无论是采摘、腌制，还是一起品尝美食，有很多方式可以尝试，不仅是想想而已，确实都能付诸实践。

无论哪个季节，有一样东西始终是应季的，而且是饮食中最有效的抗压“神器”之一，那就是：水，水，还是水。

尽管听起来很简单，但是请让大脑“沐浴”在水中吧

有两个简单的经验法则。第一：每天的饮水量应约为每千克体重 30 毫升。也就是说，如果体重是 60 千克，那么每天应摄入大约 1.8 升水；如果体重是 80 千克，则应摄入约 2.4 升水。这个简单的公式不适用于严重心脏病患者，可能还包括肾病患者（以及少数其他特殊情况），但这类人群通常都已经非常清楚相关注意事项。如果您不属于这类人群，那么对您以及绝大多数读者来说，需要做的就是：拿起水杯，喝起来吧！第二：尽量在上午摄入大约 2/3 的水量。这不仅能避免夜间因膀胱充盈而被迫起夜，影响到睡眠质量，更重要的是，大脑在白天高速运转，最需要水分的支持。

少即是多——但是如果什么都不吃会怎样呢

各种形式的禁食，无论是出于宗教动机，还是纯粹作为身体修复辅助手段的“禁食疗法”，这是一个永远不会过时的话题，在我们饮食行为的边缘区域发挥着作用。古埃及有禁食活动，古代东亚则提倡禁欲，似乎在世界上所有文化的角落，都在实践着节制，不管是出于精神层面的目的，尝试利用身体与精神之间的联系，还是出于更加世俗的目的，比如按照不同方法进行肠道清洁，或是按布辛格禁食疗法[1]进行身体调理。

尽管禁食的做法早在很久以前就已被人类广泛实践（这某种程度上也说明其确有一定价值），但迄今为止，确凿的医学研究成果其实并不十分全面。不过，部分相关研究确已存在。关于禁食的利弊，各方仍然存在争议。德国营养学会在一定程度上对禁食疗法持批判态度，因为其中一个反复被宣传的概念就是“排毒”，但问题在于：所谓的“毒素”具体指什么？身体究竟在这一过程中发生了什么？谁又能科学地证实呢？但又有很多人主观地表示，禁食疗程让他们感觉甚好，所以会定期进行禁食。而且确实，在某些特定适应证下，尤其当禁食与其他经典（即常规）医学或整体医学方法结合使用时，往往能取得令人瞩目的疗效。尤其当禁食被理解为一种普遍意义上的饮食与生活方式改变时，可以说是一次“重启”或一次内在回归，对身心健康的改善更加显著。

总体而言：较长时间的禁食疗程建议在医生的监督下进行。即使是短期禁食或间歇性禁食（比如偶尔不吃晚餐或早

---

1 布辛格禁食疗法（Buchinger-Heilfasten）是德国医生奥托·布辛格（Otto Buchinger，1878—1966 年）开发的禁食治疗方法。

餐），也并不适合所有人，因此在开始前最好进行一次健康检查或专业评估。特别是当您正在服用某些药物时，代谢变化可能会影响到这些药物的效果。不过，跳过一餐（skip one meal），就是在一天中暂停一次常规进食，从而保持12～14小时的夜间禁食期（“无饮食时间”），越发受到青睐。这样做是可以的，有助于为肝脏以及整个身体系统减负。但是，请不要把饮食本身，具体而言就是禁食，变成一种宗教信仰，而应保持一定的灵活性。对想要减重的人来说，禁食（尤其是所谓“完全不吃”的零能量饮食）并不合适，尽管这对有意识地调整饮食和生活方式具有间接促进功能。对这类人群而言，除调整饮食结构之外，还需要搭配运动干预以及“百宝箱”中的其他手段，而且最好是在专业人士的指导下进行，因为这些问题关乎长期健康策略。或者问问自己，真的“什么都不吃”，究竟能坚持多久呢？

毫无疑问，饮食的质量是至关重要的，但这始终也是一个数量的问题。对禁食疗法持怀疑态度的人，不妨试试“八分饱”（hara hachi bu），一种在日本早已为人熟知的饮食方法，其核心理念在于，吃饭只吃到八分饱。这同样是一种正念方法，注重对身体感受的觉察。而且，这种方法带来的积极影响如今已得到较新科学研究的支持。在美国的一项研究中，研究对象为年龄在20～50岁、体重正常或轻微超重的人群，研究周期持续了2年。结果显示，那些将能量摄入减少约1/4的人群，在多方面得到了回报：体重平均减轻7～8千克，情绪和生活质量都有所提升，对性生活更加满意，整体精力和活力有所提升，睡眠之后能够更好地恢复体力，紧张程度有所缓解。

不过，这些研究发现显然并不适用于所有年龄段。例如，其他一些研究显示，随着年龄增长，轻度至中度的超重反而是有益的，比如在患病时，或手术后的恢复阶段。这个结论在科学上仍然存疑，但我们也可以这样理解：青年和中年阶段适度地、有意识地控制饮食，到了老年不仅可以“补回来”，甚至提倡这样做。这是多么好的动力，鼓励您保持正念，积极主动又不失乐趣地守护健康！

请有意识地进食——凭借饱腹感和理智，最重要的是不要匆匆忙忙。注意您正在咀嚼或吞咽的食物，对味道、香气和口感质地多多留心。这会自然而然地帮您获得良好、健康的饮食质量，提升享受美食的能力。越来越多的大规模研究表明，健康饮食有助于心理健康，而饮食质量的下降与心理健康状况的下滑存在关联。

请有意识地进食，不慌不忙，体会饱腹感

社群、信仰、睡眠与心流
——其他提升自我修复能力的因素

在谈论饮食时，我们说到地中海式饮食，和家人朋友一起烹饪、进餐、享受美食，有意或无意间体验到了“社群”的疗愈力量。我们需要与他人、与外部世界的联系，这样我们体内维持内在秩序的调节系统才不会“生锈”，始终保持灵活、弹性和适应能力。因此，“BERN 模型”的四大支柱脱离了群体的存在就无法运行。

对那些信仰或灵性在其生活中扮演重要角色的人来说，群体性同样会渗透进上述四个领域中，尤其体现在内在回归（冥想）的部分，或许也体现在类似饭前祷告这样与他人共处的仪式中。日常生活中的界限往往是流动且模糊的，因此，本章将以四个典型方面为例，来探讨那些几乎在所有人生活中，对应对压力具有重要意义的因素。

心流——介于无聊与压力之间的幸福状态

除了健康与自我修复的趋向，我们的身体还有另一种“偏好”：心流。您很可能已经亲身体验过这种现象：一直忙于运动、烹饪、吃饭、工作、跳舞……或置身于自己的爱好之中，突然间发现：“咦，怎么已经这么晚了？”

当一个人完全沉浸在某项活动中，全身心地投入进去时，会忘记时间的流逝，达到忘我的境地。这种完全专注的状态，被首次对其进行科学描述和研究的心理学家米哈里·契克森米哈伊（Mihály Csíkszentmihályi，1934—2021年）命名为“心流”（flow）。尽管很多人都会在进行艺术活动时进入这种状态，比如绘画或演奏音乐，但心流的体验本质上是非常个人化的。关键不在于做什么，而在于如何去做。

心流是一种令人愉悦的状态，在这种状态下，一切似乎都在自然而然地顺利展开。还记得我们提到过的马拉松比赛的中期阶段吗？一切顺畅地自动运行。我们正处于过于轻松和过于吃力、无聊与压力之间的最佳区间。正是在这个区间里，人们的表现达到巅峰，却不会觉得精神或身体的能量被彻底耗尽。心流，契克森米哈伊也将其称为“最佳表现空间”（optimal performance space），和压力（指极限要求，如生存搏斗）是不能同时存在的。在心流状态下，情绪大脑和认知大脑，也就是边缘系统和大脑皮质能够协同工作，彼此和谐共振。在这样的时刻，通常不会出现惊恐发作、抑郁症或心脏病的问题。

在心流状态下，情绪大脑与认知大脑能够和谐共振您还记得动机类型C（参见第二章）吗？那种“不执着”的状态，完全沉浸于当下，感到踏实与紧密联结的状态？这正是我们在心流状态中所经历的。我们完全沉浸在当下的时刻，周围的一切都被排除在外。即使在充满压力的中年阶段，我们也不必放弃这样的幸福时刻——甚至可以自己创造出最佳条件，让自己能够不断地投入某些活动，并完全沉浸其中。

无论我们是在长跑中追寻“跑者高潮”，还是喜欢按照祖母的老食谱烘焙那些几乎被遗忘的蛋糕，是和朋友们在公园踢足球，还是和孩子们一起去滑冰——似乎设定目标（动机类型A），然后满怀热情、动力和进取心地投入其中（动机类型A和B），总会让我们受益良多。那么，您的目标是什么？哪些目标让您满怀热情地去追求？或者换个问法：在做哪些事情时，您感觉自己安于内心，体会到内在和谐的“自洽”呢？

从神经生物学的角度来看，令人兴奋的是，心流状态确实也包含其他类型的动机形式，这些形式通常与激活某种程度的兴奋或警觉状态相关，而不仅仅是当下的一种紧密联结体验。如果我们观察该模型中所描述的神经递质的组合方式，几乎可以说，在心流状态中，是三种动机类型的“声音”在协同演奏。而事实上，心流体验之所如此充实、奖励感满满，似乎不仅因为其完全吸引了我们的注意力，在某种意义将正念“安排”进来，使我们全神贯注（否则在攀岩时的错误抓握可能造成严重后果，或在踢球时错过队友的关键传球），更因为心流是三种动机形式在极短时间内依次被激活、紧密配合的表现——最终形成一种内心深层的满足感。前文提到的马拉松模型再一次浮现出来：我们的意识和注意力几乎被“锁定”在当下，而我们是主动的，不是被动的，感受到的压力恰到好处——刚刚足够促使我们将全部“表现力”集中于此刻，并达到最优。所以，这本质上也是一种生理、生物及心理层面最优效率的呈现形式。我们也可以称其为一种“对一致性的主观体验”：一切都协调统一。

我不知道，读到这里，您有什么感觉？您是否也曾在自己的生活中体验过类似的状态，因此产生共鸣呢？人们经常提到的活动，比如沉浸式阅读一本好书、园艺劳动、骑自行车、徒步旅行、攀岩或团队运动，没错，性爱也算在内。在爱之火焰被点燃的过程中，所有的奖励系统都会被依次甚至同时激活，三种动机类型都会参与其中，并保持活跃状态。而这也正适用于我们提出的 BERN 模型的四大支柱：从亲密关系与联结出发，即一种积极的社会“共鸣”，以及充满爱意的语言和非语言交流（行为支柱），到身体的活动（运动支柱），再到最终的放松（事后），其中也可能蕴含着精神层面的“合一体验”，这种体验通过内在与外在的感官接触表达出来（正念与超越），最后则可能通过一杯“事后香槟”来升华（饮食与享受支柱）。在这些时刻，所有元素协同发力，身体和心灵皆沉浸在一种高度统一的满足状态中。

心流是一种心理一致感体验，一切都协调统一

我们此前已经部分了解了参与其中的神经递质，而在心流状态中，它们几乎“全体上阵”，全面发挥作用。这是一个真正的“化学大拼盘”——其中，催产素扮演着极为关键的角色，被视为产生联结感、消除恐惧，以及带来满足感的主要神经递质，堪称点睛之笔。在纽约时，我的同事乔治·斯蒂法诺（George B. Stefano）教授带领的科研团队曾

围绕以下主题展开研究并出版学术专著：心流状态是否可能不只出现在性行为这类活动中，以及心流状态与压力和减压之间的关系，还有“爱”在神经生物学层面上发挥的作用等。相关研究成果包括《压力管理的神经生物学》（*Neurobiology of Stress Management*），甚至更广义上的《爱与愉悦的神经生物学》（*Neurobiology of Love/Pleasure*）等。这些文献可以在科研平台 ResearchGate 上查阅：全球研究人员都会将自己的研究成果上传至该平台公开分享，这本书引用的大多数重要文献也都可以从那里获取。该领域的科学探索内容复杂，方兴未艾，前方还有许多未解之谜等待我们去发现。

在“心流体验”的语境下，关于性行为与自我修复和健康的关系，其实还有很多地方可以补充说明。其中，最重要的一点也许是：如果性没有“前戏”与“后文”（情境与结果），那么的确可以算作“世界上最美好的次要之事”——至少对很多人而言是如此，而且非常有益于健康。但并不鲜见的是：对许多人来说，性早已不再是“次要之事”，而成为处于决定地位的“主要之事”。这不仅是因为性本身具备一定的成瘾潜力（从我们现在掌握的“神经生物学视角”来看，这一点更易理解与接受），还因为在性的亲密状态以及身体接触中，往往伴随着极大的脆弱性——以及某种潜在的权力博弈。如果性缺乏明确的伦理框架（稍后我们还会谈到这个话题），或缺乏一种生物学与社会文化层面上有意义的归属与嵌入，那么就很容易失控，甚至误入歧途。我只是想提醒一下：是的，性可以与心流状态相伴相生，甚至可以说是高度一致的。但是，性也可能带来巨大压力——无论是在事前还是事后（比如想一想那些因为嫉妒、情感创伤而引发的痛苦事件）。因此，在我们讨论“自我修复密码”的时候，性虽然值得重视，却不应被泛化地推荐为“通用解药”。但是，如果一段关系中有真正的伴侣精神与平衡感，有音乐、心灵之舞，有真诚的爱意存在……那么就像披头士乐队唱的那样：你所需要的一切，只是爱（love is all you need），必然值得强烈推荐！

还有其他要补充的吗？也许，心流的终极形态就是儿童时期的“玩耍”。也许您已经不再清楚地记得自己童年时具体的游戏场景，但许多人依然记得一种感觉：那种与正在玩的游戏完全融为一体的状态，如此深刻，以至于都不需要明确的目标，至少不是成年人那种可以明确制订或陈述的目标。而与童年游戏完全不同的是，当下流行的在智能手机或游戏机上持续打游戏，大多数时候只是为了打发时间，而且这通常发生在很少进行身体运动、饮食状态糟糕，或至少无法专注于饮食，不仅如此，还是“孤独一人”的状态的人身上。

在一起——为什么“社群”和“联结感”有益健康

我们的人际关系网络可以极大地缓解压力。从科学的长期研究、人口调查和实验性研究来看，几乎没有其他事情比良好的人际关系更能带来幸福感了。当我们面临压力或挑战时，来自家人、朋友或熟人的支持会非常有价值。知道有人愿意帮你一把，这种感觉本身就令人心安。但是这并不是理所当然的，因为与此同时，社交关系本身也可能成为压力源。不过，如果有人因噎废食，得出放弃社交的结论，那就完全误入歧途了。就像应对压力一样，我们也必须学会正确地处理人际关系中不可避免的冲突，这是一门艺术。而谁掌握了这门艺术，谁就会有丰盛的回报。

人类是社会性存在，从出生到死亡皆是如此。没有支持、爱与友情，孩子根本无法生存；而我们的日常生活从一开始就离不开他人（除非你选择像隐士一样自给自足地生活，远离人类文明）。我们始终与他人保持联结，直至年老。关于人类发展成熟的过程，我们已经在神经生物学的角度做过探讨。但一个不容忽视的问题是：过去几十年里，我们越来越常将年长的家庭成员“移出”家庭环境。家庭结构越来越小，通常最多只有两代人共同居住在一个屋檐下。在很多城市中心，新建住宅主要面向经济上更有竞争力的“高收入小家庭”，例如“丁克家庭”（双收入、无孩）。在一些大城市中，单一世代家庭（比如单身、情侣家庭）正在成为主流。而反过来，有意识地让长辈们（父母、祖父母和曾祖父母）融入而非排除在外，每一个家庭成员都能从中受益。当然，我们早已不再生活在那种彼此熟悉、不会忽视任何人的小村庄里；老祖母和年纪最长者有着天然的权威，是日常生活中不可或缺的一类。而如今的现实是：我们宁可去听一场滚石乐队的演唱会，也不愿去拜访自己的祖父母。此处并没有冒犯滚石乐队的意思，而是我们必须时刻提醒自己：如果身边没有了那些年长的家庭成员，我们会失去些什么。在现代生活方式的光鲜背后，如果我们不主动去修补、重建那些正在瓦解的家庭联系，就会为此付出沉重代价。

在生命另一端的年龄层面上，也同样需要关注和觉察。在离婚率相对较高的今天，单亲家庭数量在增加，让我们看到群体归属感对健康产生影响的层面：那些不再与孩子一起生活的父母，精神健康和身体健康都会受到严重影响。根据相关调查，此类人群有超过 2/3 称自己存在睡眠障碍、长期疲劳、抑郁症状，以及背部或颈部疼痛等问题。这里并不是在讨论道德问题，当然，每段关系的结束都有其充分、合理的理由。但我们必须承认，代价依旧是沉重的，特别是当孩子也被卷入父母的婚姻情感纠纷时，往往会是这个过程中受伤最深的人。

自我修复并不是一个人的事，尽管这个词听起来像是如此。其实恰恰相反：孤独是一种“毒药”。幸福也很少是一个人独享的。对于那些承受孤独之苦的人（当然并不是每个独处的人都会感到孤独），大脑中某些神经元活跃的区域与苦于生理疼痛的人十分类似。一些慢性疼痛患者在被伴侣抛弃之后，往往需要更强效的止痛药。而“共同体”却能带来缓解疼痛的效果：那些拥有良好家庭关系的人，耐受疼痛的能力往往更强。这种疼痛与孤独之间的关系，也许就像应激反应与放松反应之间的关联一样，是一种进化层面上的反应机制。无论如何，被排除在一个群体之外，例如分手、失业等，不仅会造成心理上的伤害，还可能会被大脑“翻译”为一种生理性痛苦。

群体归属感能带来缓解疼痛的效果

积极的方面——信任、关爱、鼓励与认可的重要性，我们在医患关系中已经有所了解，尤其是在讨论安慰剂效应时。然而，其作用当然不仅限于医学领域。因此，从健康角度来看，强烈建议每个人去用心维系家庭和友谊。多多留心您的言语，它是建立我们与他人之间关系最直接的桥梁。当您有意识地、充满关怀地与他人进行沟通，已经是成功的一半。如果您发现自己的社交联系有减少的趋势，请主动去改善。互联网和社交媒体可以是一个起点，但其无法取代真正的社群关系。脸书（Facebook）和其他社交媒体平台施加的压力往往比其带来的放松更多（基于我们在对自己学生进行的研究观察），在本就压力较大或精力紧张的时期尤其如此。而压力最终是一种社会性的“污染物”。在现实生活中建立新的社交关系，比如重新拾起曾经的兴趣爱好——这或许能让您同时收获正面的社群体验和心流状态。参加合唱团怎么样？还是更喜欢团队运动？一切完全随您心愿。

不过，您还是应该许个愿望（如果还没许过）：幸福的人拥有幸福的人际关系。当然，有人可能会（并非完全没有道理地）再次质疑这其中的先后顺序，提出“先有鸡还是先有蛋”的问题：是因为自己是“幸运儿”才拥有良好的人际关系？还是反过来，先拥有良好的人际关系，而后才感到幸福？我的美国同行，乔治·瓦扬特（George Vaillant）教授和罗伯特·瓦尔丁格（Robert Waldinger）教授在哈佛大学主持该领域最大规模的长期研究之一，他们的观点非常明确：那些有能力和意愿建立、维系亲密关系并愿意在这方面积极投入的人，不论是天生性格使然（上文提到，我们从父母或家庭中获取的“幸福基准点”是出厂设置），还是后天习得的（践行的）行为模式，都会比社交淡漠者拥有更高的生活满足感。那么，根据瓦尔丁格和瓦扬特的观点，什么才是“美好人生”的关键？不是关系的数量，而是亲密而稳定的人际关系的质量——包括我们的友谊、伴侣关系，以及家庭纽带。

“共同体”不仅具有强大的心理作用，还常常蕴含着一个被低估的身体层面的因素：触摸。在很多语言中，“触摸”一词既有字面意义，也有比喻意义。这再次反映了一个事实：我们是社会性生物。被触碰、被抚摸、被拥抱，是非常美好的体验，尤其是发生在关系亲密的人之间时。即使是在专业按摩的过程中，身体接触也能带来舒缓和愉悦的效果。

从神经生物学的角度来看，积极的感官体验能够促进催产素等激素的释放，进而引发如一氧化氮等血管扩张物质的分泌。在触摸疗法中，这种机制被有针对性地加以利用，并取得了喜人的效果：血压下降，患者疼痛感减轻，所需药量减少，甚至伤口愈合过程也能加快。而这一切，“仅仅”通过关爱与温柔的身体接触就能实现。

同样能够“触动”人心的还有幽默感，尽管这是一种比喻意义上的触动。从这个角度来看，其实并不存在“烂笑话”，尽管我们都知道这是绝对存在的！积极经历与运用积极人生态度之间的相似之处显而易见，这也体现了一种乐观的生活态度。开怀大笑能够让心灵获得释放，驱散压力。不过，从科学的角度来看，真正发自内心地大笑和“冷嘲式”的笑容之间是有区别的：愤世嫉俗通常代表着敌意，甚至可能是即将出现心身耗竭综合征的信号，绝非轻松乐观的表现。同样，“嘲笑”，一种更具攻击性的行为，或幸灾乐祸，德语中意为报复的快感，虽然可能在短期内产生情绪释放的“安全阀效应”，却也会切断我们内心的调谐状态，削弱共情能力。研究同样表明，这些情绪表达并不适合建立一种轻松、愉快的人际关系——而笑声原本应该是一种具有感染力的正面信号，代表着开放与宽容，而非攻击或戒备。

另一方面，一个人长时间缺乏幽默感，尤其是当那些原本性格开朗的人突然变得严肃冷漠，可能是一种压力预警信号，比如对事物失去兴趣、淡漠或变得优柔寡断。所以，不妨对此稍加留心，您可以在下次家庭聚会时再讲一个笑话，或者把以前的老笑话拿出来“翻新”一下；也可以放一张喜欢的唱片，因为音乐同样能够触动人心，拉近人与人之间的距离。

仪式、信仰、灵性——有治愈力的，就是神圣的

从“社群积极作用”到“仪式”的桥梁，不太费力就能得以建立。也许您有这样的习惯：在家庭聚会时放一段特定的音乐或讲一个老掉牙的笑话。仪式可以是每天刷牙，也可以是对某个护身符的信仰。共同点在于：仪式往往带有积极的情感色彩，通常与积极的期待和希望相关联。

通常，这类仪式可以分为两种：一种主要与积极的情感背景相关（通常是心理或精神层面的结构）；另一种则是通过学习而形成的仪式，即自动运行的重复性行为链，起到高效节能的效果。比如上文提到的刷牙：我们会储存一个“程序”，让自己随时都能自动完成这一行为，而不需要每次都重新思考——这样可以节省时间，同时也提高了精准度。再比如在演奏音乐或跳舞时，对高难度段落或动作的练习：随着仪式化程度的提高，也就是随着行为的自动化，所需要激活的大脑区域会越来越小，动作也会更精准——而空出来的脑力资源，就可以被用于艺术表达了。每天的祷告或冥想练习，根据其不同的意图，可相应归入上述两类之一，有时则两者兼而有之。

由此我们丰要区分两类：一类是以运动为主的动作程序和仪式，最初需要经过有意识的练习，然后逐渐实现自动化、优化并被储存下来，之后就可以无意识地完成；另一类则主要是心理、精神或情绪层面的条件反射，通常从开始就不是一个有意识的过程。有些作者还进一步将其区分为“例行程序”与“仪式”。在上述语境中，仪式通常带有积极的情感意义。

这种积极的条件反射，通常是通过某些（往往是流传下来的）技巧，或内在图景与想象激发出来的，促使人产生一

种即时的联结感，并体验到自我效能的存在。让我们回忆一下安慰剂效应的构成要素。再比如，幸运符也是一个积极条件反射的例子，它通常来自关心我们的人的赠予，承载着美好的祝愿和“保驾护航”的意义。“共同体”、联结感、自我效能——仪式能够打通、融合这些正面因素。这或许也解释了为何在所有文化与信仰体系中，仪式在饮食、社交乃至健康等各个生活领域都扮演着重要角色。

接纳与放下，有助益健康之效

自我修复的过程也可以说是一段“走弯路”的过程，至少在灵性与信仰方面，许多迹象都表明这一点。人不能通过“直接相信”就获得健康，事情并没那么简单——但是通过深度的信任，通过学会“接纳”与“放下”，确实可以为健康创造有利条件。这种态度能够让人卸下心理的负担，减轻压力。“接纳”事物如其所是，也是正念冥想的一个核心特征。而能够“放下”则是心理韧性的一个重要组成部分。在仪式中所激发或运用的，正是与压力管理类似的内在态度与心境。Religion（宗教）这个词本身就含有“关注”与“留意”的意思。于是，我们的大脑就成了信仰与生物学的交汇场所，两者在此融合交叉，合而为一，无法再被割裂。我们的情感、态度乃至信念，都在大脑被“翻译”成身体的语言，以特定的神经模式被固化下来。科学上，这被称为“身体化”或“具身化”。

即使从严格的自然科学，尤其是神经生物学的角度来看，灵性也确实能对我们的自我修复能力产生积极影响——前提是我们觉察到它的重要性。如果您对这些主题有共鸣，那么请为了自己的健康幸福，留出时间去关注它们。去思考您的信仰观念，并在信仰中找到内在支撑。如果您对此没有共鸣，也没有关系，还有很多其他途径来促进身心健康——只是请不要轻率地忽视信仰、灵性与仪式的价值。

睡眠——夜晚的修复性“清理工作”

关于睡眠这一主题，可以单独写成一本书——心身医学中几乎每一个具体的方面都可以专门写书出版。虽然我们至今仍未完全搞清楚人类为什么必须要睡觉，但已经有明确证据表明，优质的睡眠对健康至关重要。无论是对大脑还是身体来说，睡眠都起着“清理和整理”的作用。这一点并不令人意外。

无论您属于哪种所谓的“生物钟类型”，是夜间活跃的“猫头鹰型”，还是清晨啼鸣的“百灵鸟型”，在恢复性的睡眠阶段，血压、脉搏、呼吸和体温都会被调至低值，但是我们的大脑却比您想象得要活跃得多。大脑会对白天的经历进行“夜间加工”，分析、整理，将各种体验进行归类。有些洞见，在没有充足睡眠的情况下是根本无法产生。我们的记忆也会从中受益，因为重要的信息会在夜间得到巩固加深，而不重要的“杂质”则会得到清理，就好比一键清空了大脑的“回收站”。类似的情况也适用于午休小憩，这并不仅仅是为了休息或短暂关闭“系统”。在这种内在回归的时段中，大脑会将那些使用频率较低的神经连接削弱、解绑，从而可以将节省的能量用于更重要或更有意义的事务。所以在考试前，与其熬夜死记硬背，不如早点上床睡觉。

对抑郁症患者来说，一个不眠之夜确实可以改善情绪状态，这一点已得到科学证据的支持。然而，这显然不能作为一种长期可行的方法。另一方面，我们已经知道，睡眠不足可能与多种健康问题密切相关。如果夜间清理和恢复的过程长期有规律地受干扰、被打断，带来的最快后果就是注意力和专注力下降。这会在日常生活中表现出来，比如会出现面孔识别障碍：当我们过度疲劳时，会更难认出他人。如果长期睡眠不足叠加慢性压力，那我们几乎是在一步步走向类似阿尔茨海默病的状态。医学上称之为轻度认知障碍[1]，这个术语听起来可能没那么严重，但实际表现可能就像是“意识混乱”的前期（至少我们自己会有这种不太好的感觉）。不仅如此，我们的认知能力、激素系统，以及免疫系统都承受着长期睡眠不足的影响，从而使我们更容易罹患各种疾病，包括慢性疾病。

糟糕或不足的睡眠对健康的影响似乎与慢性压力一样，可带来多样化的影响。毕竟，睡眠问题本身就是一个重要的压力预警信号。如果您某一晚睡不好，不必把它“灾难化”地放大（后文会进一步详谈这个问题），但确实要重视那些可能影响睡眠的因素。有意识地压力管理、充足的运动、内心自省及健康饮食，都有助于改善睡眠质量。同样重要的因素还包括，遮光良好、较为凉爽且尽可能安静的卧室环境，规律的作息时间，以及一个温和放松的睡前仪式。当然，不要在睡前看电视或浏览脸书等社交媒体，可以散一小段步，进行一次正念冥想，泡泡脚，类似的放松活动都能帮助您在身心安宁的状态中入眠。

基本上，除了健康的睡眠环境和“睡眠卫生”之外，睡眠真正的“问题”往往在于，我们让其成为了一个问题。换

---

1 轻度认知障碍（mild cognitive impairment）又称“轻度认知损害”。患者存在轻度认知功能减退，但日常生活能力没有受到明显影响。

句话说：我的哈佛同事格雷格·雅各布斯（Gregg Jacobs）教授从事身心医学方法（尤其是行为干预领域）的研究、教学与实践，他认为，90%有睡眠障碍的人，其实并没有任何器质性或严格意义上的“医学问题”。他坦言，他们的问题在于对自身睡眠的看法。从某种意义上来说，这其实就是一种被仪式化的隐藏性“反安慰剂效应”。

有时候，睡眠的问题在于我们如何看待睡眠

我在格雷格那里的所学所见，是我在医学领域经历过的为数不多的“奇迹疗愈”之一。那些前来找他的患者很绝望，已经用尽一切方法来尝试解决自己的睡眠问题，却徒劳无功。而他却展示出，仅仅需要几次会谈，采取一些简单的措施，就能让这些人突然像从前那样香甜入梦。

这些患者曾下意识地将“无法入睡”变成了一种“仪式”，但这并非他们主观所愿。很多时候，睡眠障碍只不过是从某个偶然或轻微的事件开始的，例如因为压力、地点变更、跨越时区，甚至是身体出了点小毛病。而接下来，一连串麻烦就来了。为了“补觉”，他们会把正常的入睡时间提前（随之而来的致命后果是第二天晚上的睡眠压力减弱）。之后，他们又开始“上手段”——喝茶、服用草药或催眠药；躺在床上辗转反侧睡不着（却不选择起床）时，甚至会继续平躺着打开电视，或者一整晚零散断续地读几页书（给原本想“关机”的大脑输入了新内容）。而如何“关机”放松正是问题所在：他们已经彻底没辙了。此时，思虑沉重的恶性循环早已拉开序幕。

从中我们可以汲取哪些经验呢？床已经变成了一个“无法入睡”的仪式性场所，面对上床睡觉，人们内心产生了越来越强的恐惧感，预期自己又要重复糟糕的经历，加深了对“无法入睡”的记忆。

到了周末，人们便不得不额外补觉（这其实并不好，通常也是不可能做到的），社交活动减少了，有时甚至会在周一请假（这也不难理解，因为周六晚上熬得特别晚，试图通过熬夜来分散注意力，然后又在周日“睡个懒觉”，更确切地说是用“躺平”来“补偿”）。起得晚，睡得也晚，规律不再固定，彻底破坏了生理和心理节奏，扰乱了健康作息。而这一切只是因为人们在脑海中形成了一个关于自己睡眠的观念：必须睡够 8 小时才算健康。这个观念在经历了一两个意外的、臆想中“睡眠不足”的夜晚之后，就变成了一把挥之不去的、始终悬于头顶之上的达摩克利斯之剑。

格雷格·雅各布斯几乎总是能够运用一些证明手段，例如展示睡眠实验室的睡眠记录，或是让患者在家戴上装配了传感器的“浴帽”式设备，以此来证明，大多数人其实睡得比自认为的要好很多。（无论他们如何强调：“我已经失眠好多年了！”）此外，即便针对个性化的情形，他往往能够撼动并颠覆患者关于“最低睡眠需求”的观念，以及自以为“已经没有任何工作和日常生活能力”的主观认知。（干得漂亮！）

最重要的一点是：床必须重新成为睡觉的地方，不管“夜晚”持续多长时间。除性生活之外，床上只允许睡觉。不许看电视，不许（或者只允许极短时间地）阅读，不许吃东西。最多允许 20 分钟的思绪纷飞，入睡时间不能超过 30 分钟——否则就要起床。同时，必须重新建立明确的作息节奏，即便是在周末，就寝和起床时间也最多只能与平日相差一小时。如果某一晚睡得不好，那么第二晚就应该晚一点上床，而不是更早上床。这样可以提高“睡眠压力”，从而提升最关键的指标——“睡眠效率”，也就是实际睡眠时间在卧床总时间中的百分比。这个比例可以快速得到显著改善，甚至恢复到良好水平（通常在 85% ~ 95%——格雷格自己只要达到 0.8，也就是 80% 的比例，就完全可以接受。而真正的奥秘在于：不要纠结“自己睡了多久”，而是通过调整“留给睡眠的时间”来进行干预。结果真是令人难以置信！

我之所以在上文中对睡眠问题进行比较详细地描述，是因为这个问题确实相当普遍——而且睡眠与压力和生活方式密切相关。我希望可以通过对睡眠问题的讨论，非常好地阐明之前讨论过的许多心身医学，以及自我修复的原则。

旅程接近尾声，是时候进行总结了。

光有知识还不够——要知行合一!

在这段关于自我修复密码的旅程中，我们探讨了心身医学的基本原理、BERN 模型的四大支柱以及其他重要因素。有这些知识傍身，您已经具备了打造个人化“自我修复密码”的坚实基础。但是必须再次明确强调：光有知识还不够——必须去体验，必须亲自尝试，必须要迈出行动的步伐。通过实践来获得真知！

而且，人们还必须不时对实践行为进行反思，并在必要时加以调整，因为生活总是在变化中继续前行。这正是“心身智慧”在现实中的体现。

经常有人问我，我自己是否也遵循这些行为准则、方法和技巧，是否真的能去践行。答案是肯定的，我确实努力在日常生活中贯彻这四大支柱。每天早上定期冥想，按照文中所描述的方式健康饮食，每天运动至少半小时，还会练习瑜伽。但请您别对我过于苛求。

我说这些，不是为了炫耀自己如何完美，而是出于两个简单却非常重要的原因：第一，如果我劝别人喝水，自己却喝酒，那就太没有说服力了；第二，这些做法真的让我有很好的体验，每天都能切身体会到其中的益处。即使有时感觉不到，这种情况当然会有，不过我也知道，而后我就能从自己的经验中汲取那些能带来帮助的方法。

第六章

边界与危险——保持批判性视角

近年来，正念、心理韧性、自我修复等主题日益流行，相关的书籍、杂志、影视作品及网络文章的数量更是与日俱增。本书的出版本身也体现了这种趋势，不过我个人相信且希望，它不仅仅是这股浪潮掀起的浪花泡沫，而是能够提供一些有深度的干货。

但是，为什么我们所处的时代似乎如此“渴求”此类主题呢？这仅仅是一个流行趋势与精明营销的结合吗？不过是在赶时髦吗？

首先能够明确的是，心身医学、整体医学、积极心理学、心理神经免疫学，以及其他交叉融合方法所取得的成就，本身就是对研究意义的有力证明。正如我们所见，虽然许多研究领域还处于最初阶段，但既有的成果已经让我们对未来充满信心，相信其中的内在关联会越来越多地得以揭示，运行机制也会被充分理解。这种发展能够以如此清晰的方式得以展现，是近期才出现的，在很大程度上得益于现代科学的进步。最重要的是，这些方法再次将“完整的患者”置于治疗的中心，在实际应用中效果显著。

另外可以明确的是，公众对于“如何通过自身力量恢复并保持健康”的问题有着强烈的认知需求。许多人感受到、隐约察觉、猜测或体会到，关于个人健康这一生死攸关的问题，存在着一种日益扩大的认知鸿沟——存在于“对我们真正有益的东西”与“现实中正在发生的事情”之间。在我们的医学体系和整个健康服务产业中，始终存在一个空白，曾经填满这个空白位置的是生活艺术、自我管理、个人责任及“内在医生”。而在其他治疗体系和文化当中，这些理念一直得到重视、传授以及应用。如今，我们内心再次充满对此的渴望，这也源于现代社会中，许多人感到面对世界的高度复杂性，承受着无力应对的巨大压力，在心底深处萌发了对减负、暂停、自省与自我接纳的强烈需求。这种日益增强的意识从其本质来说是件好事，但是也许您也已经猜到了：这枚硬币还有另外一面。人们既可能做得太过，也可能没做到位，还可能方法不当，用错误的方式做了正确的事。

在科研领域，我们始终面临一个问题：一种疗法或技术创新所带来的确切益处，是否高于可能带来的潜在风险？从理论走向实践，从一个单纯的想法到具体落地实施，其间往往伴随着潜在风险。尝试与错误始终是医学及其进步的组成部分。没有任何一种治疗方法能够提供百分之百的疗效，原因之一在于，并非所有患者对药物或治疗的反应都完全相同。因此，必须根据患者的具体情况进行个体化决策。

尽管如此，我们仍需时刻关注那些基本的界限。即便我们保持乐观与信心，也要认真对待。下面将专门利用一章来探讨这些问题，作为本书的收尾。为了能更清晰地阐明自我修复在当代语境下的局限性与潜在风险，也可以称作“自我调节的风险及副作用”，特别指出当今社会的两个趋势，能鲜明地体现这些问题与每个人都息息相关：一是自我优化的陷阱，二是所谓的“快餐式正念”（McMindfulness）。

“快餐式正念”——作为生活方式衍生商品的正念

我们喝着外卖咖啡，在路上打电话，随时随地接入互联网，“现代人的常态如此”。如今，大多数人已经听说过“正念”这个流行词汇——于是也希望将其作为一种新装饰挂件来点缀自己的日常生活，以彰显自己紧随时代潮流。

“快餐式正念”指的正是这种表面时髦、内涵却往往匮乏的、以正念为名的生活方式，与本书所描述的正念精神几乎没有什么共同之处。说到底不过是一个空壳或标签而已。这类“正念”更多关乎一种外在形象，而不是真正意义上可持续的自我认知。人们背着名牌瑜伽垫张扬而过，立起佛像，报名参加在度假胜地举办的“充满异国风情”的冥想课程。“健康养生”这个词也经历了类似的情形，健康养生和医疗健康最初的出发点，是强调自主责任、医疗与健康促进的过程渐进性和可塑性特征，以及多样化、合理的疗法与医疗专业手段的协同合作。然而，说不清从何时起，健康养生逐渐发展成为一股“大势”，所有东西都被纳入“健康养生”的框架之中，“养生袜”和“养生水”也纷纷登场。当然，并不是说袜子和水有什么不好，可惜的是，这股“大势”很快就流于形式，缺乏实质性内容。

真正的核心、本质逐渐淡出了人们的视野。徒有其表地匹配着某种生活方式或“卖相不错”，远不足以证明方式方法的合理性。从医生和科学家的视角来看，那些听起来顺口的口号，比如“只要无害，即被允许”，甚至“谁能治病，谁就有理”，距离自我修复的内核还有遥远的距离。因为这些说法的提出常常伴随着“我都对”的强势认知态度，而恰恰阻碍了有意义的多元对话，也抑制了开放的科学讨论，让共同学习和成长面临重重阻碍。在这种情况下，“治愈”和“正确”的标准不再是通过大家的共同努力、持续探索、不断调整而达成的最佳解决方案，而是被某些零散的、可能被断章取义或误读的，甚至已经过时或选择范围过于狭窄的“科学证据”所左右，而这些证据要么被高估，要么存在结构性谬误。

如果这一切不会带来任何后果，那倒也无伤大雅。但是问题在于，伴随商业化而出现的浮于表象的观点，不仅是对巨大潜力的浪费，还可能导致人们内心深处的不安、焦躁，甚至向人们施加压力。我们是不是“落伍”了？或者，又有什么更新更好的东西出现吗？有没有推出更优惠的健康套餐？如果我们的需求没有立刻得到满足，就会更换服务商。这种做法或许在选择手机套餐时屡试不爽，但自我修复是不能在比价网站上找到一目了然的价目表的。仅靠“追热度”和“薅羊毛”的心态，很快就会走进死胡同。

对健康抱有的浅尝辄止或漫不经心的态度，可能导致这样一种后果：当经典医学体系无法（或不再能）提供帮助时，就会转而投向自封的“神医”或江湖术士。事实上，在健康的广阔领域中，确实活跃着许多所谓的“治疗师”和“神医”，他们的出现让“替代医学”乃至整体医学的声誉面临更多的质疑。尤其那些正处于重大个人危机中的患者，对可疑“疗法”更容易产生依赖，绝望往往遮蔽了理性判断，使人对原本会做出不同判断的事物失去了清晰的认知。即使只是由于粗心大意，没有认真审视，也可能落入骗子或不靠谱疗法的圈套。在极端情况下，这不仅可能对您的健康（甚至是生命）构成威胁，也是像“心身医学”这样严肃科学的专业疗法长期坐“冷板凳”的原因之一。正因此，本书反复强调：关键在于自身的行动、亲身去体验，全程保持自我批判意识的反思。

就像之前所说：我并不想把自我调节和诸如正念这样的方法视为医学的“替代品”，而是更希望侧重其“补充性”，即对已经建立的医学体系的补充和拓展。您肯定还记得第四章“心身医学”中提到的“三腿凳”。现在，“行动”，也就是我们自身的实践，也被加入进来，重新成为一个内在的组成部分，回归其本位。因此，从这个意义上说，自身实践甚至已经不仅仅发挥“补充性”了。对此，科学研究应该给予支持，而事实上也正在践行！

我们希望能够参与其中，将自身的经验和能力、个人的资源与潜力一并融入进来，同时运用我们惊人的自我调节与转变能力——这是我们最宝贵的特质之一。我们是在何种体系中去做这些，以及这套体系最终被打上什么标签，其实都是次要问题。因此，就其本质而言，“健康养生”这个概念本身无可厚非，关键在于其所处的语境，以及我们如何进行实践。这也是为什么乔恩·卡巴金近来经常强调：在谈论正念及其具体应用、不同实践形式时，最重要的永远是那个“M”——也就是 Mindfulness 中的 M，指的是个人的自身实践。至于其他的，比如是称其为正念减压（MBSR）或者其他名字，都是次要的。不过，仅有技巧或能力还不够，正念还必须建立在真实体验之上，并且要将正念嵌入一个伦理框架中。

即使我们对生活保持轻松和积极的态度，也绝不能对自我修复中的个人努力，尤其是如今广为流行的“正念”概念掉以轻心。否则，就可能面对一些现象的威胁，和我们早已熟知的现象有相似之处，那段似乎永无止境的“节食史”就是一个典型案例。

广告中无处不在地闪现的“苗条身材”美学理想，不仅让减重类书籍和杂志的市场持续火爆，还催生出越来越多所谓的“减重辅助产品”，如奶昔、药丸等，宣称能让您拥有梦幻身材。尽管科学研究早已明确指出，唯有长期的饮食结构调整和足够的运动才能真正奏效。每一次新的节食尝试，只要人们将其视为一种强制或牺牲，就会成为压力的诱发因素——尤其当动机不是出自内在信念，而是承受了外界期待的压力时，尤其如此。最终，“溜溜球效应”往往让人比节食前更加不满，甚至会在来年又一次被“快速瘦身，轻松上镜”的宣传吸引，重蹈覆辙。体重反复升升降降，压力却始终如影随形。

自我修复不是一个短期计划

自我修复同样不是一个短期计划，不是某个周末就能完成的速成班，也不是一粒吞下去就“包治百病”的药丸。自我修复与浮于表面的“快餐式正念”毫无关系，而是一种内在态度和一个长期过程。正因如此，其所带来的结果才会更持久，也更健康。

需要引起注意的是，健康意识也可能产生不健康的极端表现，演变为一种健康狂热，比如出现转向，从肤浅的关注发展为一种被过度夸大的生活内容，甚至是自我实现的教条。此时就已经远远偏离了“生活方式”这个主题所涵盖的范畴。

自我优化——挖掘一切潜力

一方面，人们试图“突击式”弥补日常生活中的不健康饮食方式；而另一方面，则出现了越发明显的“激进化”趋势。饮食方式变得愈加极端、严苛，健康食品被神化成“超级食物”，个人饮食习惯甚至发展成宗教替代品。倡导者怀着满腔热情，如传道者一般通过各种渠道传播着饮食理念。

当然，关注自身健康本是一件好事。面对超市货架上越来越多的加工食品，人们有时会觉得，唯一还能看到定期烹饪的地方，就只剩下电视节目了。但与此同时，也确实兴起一股反向潮流，从原始人饮食法到严格的纯素食主义，不少人乐在其中，琢磨、研究。有些人追随潮流，有些人则出于内心的坚定信仰，却鲜少见到确凿的科学证据，大多数情况下也难以一概而论。在这些极端饮食者身上，多少会透出一种“道德优越感”。

在这些极端个案中，多数人追求的可能不仅仅是健康饮食和怀有正念的享受，而是希望以此展现“自我优化”。而这种倾向在其他场景下也并不少见。

这是我们这个时代的一个现象：我们把自我实现的各种可能性看成了义务。我们在工作和休闲时间里都进行着时间管理和压力管理——很多时候不是为了单纯地让自己享受自由和放松，而是为了提升效率。我们在运动过程中进行自我监测——不只因为这能增强自己对运动的兴趣，而是为了获得更优的表现。通常我们只是在进行日常训练，并没有从事一级方程式赛车那样的顶级竞技体育，原则上计算机辅助的体能诊断和全面的医疗支持是竞技体育才必备的。然而，很多情况下自我监测并不具有可持续性，因为其目标往往只是要把小数点后那几个百分点再压低一些。顶级竞技体育通常与健康无关，是一笔巨大的生意，却同时具有示范效应，尤其是对孩子们来说。

自我优化者的初衷也许是可以理解的。许多人感觉到生活中的种种安全感正在逐渐瓦解，于是试图向自身去寻求安全感。然而，安全感并不能和不平衡、毫无节制的效率提升画等号，也不意味着不惜一切代价获取竞争优势。一场关于青春、美丽与健康的竞赛，只有输家。抱有这样的生活态度，健康之路无法走得长、走得远。

在对确定性的追求中，我们也很容易陷入过度诊断诊断与过度治疗的漩涡，因为我们倾向于“宁多不少”。追求成绩的念头早已深植于许多人的内心，不仅喜欢炫耀近乎完美的状态，毕竟我们不希望事后自责，更重要的是，不想承受别人的指摘，最终再次落入压力陷阱。

让我们回想一下“走向成熟”的图景，贯穿着整个人生——例如对“幸福”的理解，若我们有幸过上“顺遂的人生”，幸福会随着时间的推移逐渐转化为一种满足感（从统计学上看，这并不会发生在每一个个体身上）。这其中蕴含着一种能力：一部分是后天习得的，一部分是生物学上与生俱来的（还有部分文化中代代相传的）智慧，这种能力帮助我们逐渐学会“放下”，并将可能伴随人生而来的、健康方面的、尤其是身体上的局限性，融入一种连贯的“自我认识”中。如前所述：这是一项工作，有时并不愉快，也不能自我启动。但是如果我们能做到，多数情况下将其视为一种常态而非例外，那么对很多人来说，这已经是一种满足的源泉，尤其当您去询问那些年长者时，更会有此感触。这种满足感体现在：“我能够接受现实，接受事物不再像从前那样，我笑纳这一切之后，体会到了某种自由与轻松。”换句话说：随着年龄增长，对身体完整性和健康的执着会逐渐减弱，通常会转向一种内心的安定与释然。一切终将到来——从统计学上看，确实如此。

这对我们看待“自我优化”有什么意义呢？如果我们的训练主要是一味提升功能效率，那么也不必惊讶，即使在应对压力与践行正念的过程中取得了一些成就，所有成就也即刻被纳入“功能主义”的要求框架。所获得的资源和被激发的潜力马上又被用于提升效率——如此一来，便可能助长一个恶性循环，最终在某个时刻，我们坚持不下去了。顺带提一句，这也同样适用于瑜伽爱好者或冥想静修者：如果有人以能在坐垫上静坐 5 小时不动为傲，那他也不该对自己的膝关节问题、运动系统受损，或是人际关系的缺失甚至失衡感到意外。

此外，当一切都受到“优化独裁”的支配时，我们会越来越倾向于比较、关注外在，结果可能会越来越难以回归自我、停留在内心深处。如今，从倦怠研究中我们知道，如果一个人忽视了“内在”的需求，如果他所见所感的外在世界与自己真正的本质（无论那具体指的是什么）之间缺乏契合感，那么这种不一致的体验就可能导致“人格解体[1]”现象和愤世嫉俗的态度。在这个语境中，詹姆斯·乔伊斯[2]对他

1 一种自我觉察紊乱。表现为自我关注增强，但自我的全部或部分似乎是不真实的、遥远的或虚假的。

2 詹姆斯·乔伊斯（James Joyce），1882 年 2 月 2 日生于爱尔兰都柏林，1941 年 1 月 13 日卒于瑞士苏黎世，爱尔兰作家、诗人，后现代文学的奠基人之一，代表作有短篇小说集《都柏林人》、长篇小说《尤利西斯》《芬尼根的守夜灵》等。

笔下人物达菲先生[1]的描写就很贴切："（他）与自己的身体保持着一定的距离。"谁愿意那样生活呢？更不用说，当我们没有达成智能手机上优化 APP 所设定的任务时，没完成某个子目标时，没法继续实现"优化"时，可能会心生内疚与自责。而这种情况的发生是再自然不过的，终究会成为不可避免的现实。

如果我们能够真正地学会"放下"，真正意义上地做到自我觉察，不再把我们内心最深处的渴望和真正的自我拱手交由外界来定义，而是自己掌握主动权，哪怕是偶尔的"无为"（少做一点，或者做些不同的事），那么我们也许就有可能从那种被迫功能化的状态中解放出来。悠闲与闲散可以成为对内在反思和重新调节至关重要的空间与时间，也可以漫无目的。但无论如何，这都不必然意味着停滞，更不是退步。

请时常学着去"放下"

如果"节制"重新成为行为准则中的一个选项，就会重新拥有更多时间。这些时间用来陪伴他人，用来生活——并且真正活在其中，而不仅仅是出席或旁观。自己重新坐在方向盘前，而不是只坐在后座上——理想情况下，我们也能更有意识地决定，哪些方面是我们想要（并且能够）去优化的，而哪些方面则并无优化的必要。

我们首先需要的不是自我优化，而是更多的自我价值感——这才是我们许多人真正缺乏的。自我价值感并不是可以通过医院处方获得的，但是您可以在 BERN 模型的提示中找到一些提升自我价值感的实用建议。还有，如果今天还没

---

1 银行职员达菲先生（Mr. Duffy）是短篇小说《憾事一桩》的主人公，该小说发表于 1914 年，收录于小说集《都柏林人》中。

有人告诉您，而且您自己也忘记了，那么我要提醒您：您本来的样子，就已经很好了！

自我修复与伦理——探讨这个有必要吗

明确的回答是：当然有必要！正如前文在“快餐式正念”和“自我优化”相关内容中已经提到的，在自我修复的语境中，自然也会出现伦理方面的问题。而且，这些问题并不是从正念开始被当作销售噱头时才有的，也不是电子设备几乎成为慢跑标配时才出现的。

从历史的维度来看，伦理问题主要源于信仰背景。也就是说，最初是宗教、信仰团体和教会为人们的伦理行为提供指引，指明方向。而在当今社会，至少在我们的文化背景中，这种情况已是鲜少发生的例外。这其中也有积极的一面，因为历史上伦理往往被等同于“道德”，而当道德与宗教结合时，并不总能为科学进步、个体成长与自由提供保障。然而如今，越来越多的伦理问题受经济因素的主导与影响，对可行性的关注胜过了对意义的追问。

自我修复与健康并不是商品，因此从根本而言，其本身是无法被市场化的。与此同时，我们的医疗体系却是世界上成本最高昂的体系之一，其上依附着整个医疗产业。我们看到医保机构掌控着巨额资金，制药行业斥巨资用于研发，再加上药品的审批、销售和市场推广，所涉及的费用更是令人震惊。因此，在现实操作中，经济因素已不可能被完全排除在外，不仅在医学和制药领域，在其他相关领域亦是如此。

例如，早在 2007 年，谷歌公司就推出了一个名为“向内探索”（Search Inside Yourself，SIY）的个人成长项目，包括正念训练以及关于情绪智力的课程和讲座。思爱普公司[1]和全球越来越多的信息技术与科技企业也有类似的项目。有趣的是，尤其在这个行业中，我们经常会遇到被称为“传道者”（他们真的如此自称！）的角色，大致可以翻译为“激情传递者”，谷歌SIY项目的负责人甚至被赋予了“快乐传教士”的正式头衔！这仅仅是现代企业的一种无害潮流，还是这家互联网巨头其实是在通过“安抚”员工、营造一种公司内部的“好心情绿洲”，甚至是一种替代性宗教，以此来实现利润最大化的策略？又或者，这是否是在推动一种更广泛的文化变革——推动“更美好世界”理念的落实？那么谁又负责操盘这种转向，在表面上贴着“关怀员工”的标签，实际却存在被滥用为自我优化工具的风险呢？

其实也未必如此。我曾亲自前往位于硅谷的谷歌总部调研，在我们德国式的理性眼光下，所遇到的人尽管显得有些“爱做梦”，但我也完全不否认他们有着“良好的意愿”。他们所处的网络中，有很多人非常的严肃认真、深受尊敬。说实话，我们今天所处的世界，难道不是比以往任何时候都更需要梦想吗？但问题是，谁掌握资源，决定哪个梦想能够获得被实现的机会，并且被具体实施呢？

谈到美国军队时，这一问题就更加凸显了。即使是军队中的军人也开始进行冥想，问题在于：是否通过正念训练来推动自我优化，甚至更夸张一些，是不是在培养自我优化的“执行机器人”呢？因为正念训练的内容包括提升注意力、控制情绪、增强抗压能力等，所以在很多情境中，它确实能

---

1 德国软件公司思爱普（Systems，Applications & Products in Data Processing，SAP）成立于1972年，总部位于德国沃尔多夫市，是全球领先的企业应用软件供应商。

在某种程度上提高一般性或某种特定的效率。对于这些问题，不能一概而论，但我们显然正处于一个边界地带。虽然所采用的方法在某些方面与“自我修复密码”中的方法相同，但是其背后的动机与目标很可能完全不同。从心身医学、健康本源学及自我修复的意义上来说，这样的做法与“相信自己和自身的可能性”之间的联系，恐怕已经非常遥远了。有趣的是，当年我在波士顿的赫伯特·本森的心身医学研究所工作时，美国军队讽刺喜剧《陆军野战医院》（*M*A*S*H*）的男主角艾伦·阿尔达（Alan Alda）常常出入我们的研究所。当时，反军国主义几乎是西方冥想研究的一个核心特征。

另一个问题是，在生病的情况下，责任应由谁来承担？当宗教背景被日益经济化的视角所取代，压力是否就完全落在每一个个体身上？这是否意味着要“把柠檬榨得更干”，伴随着一种不断加剧的自我剥削呢？也就是说，健康照护，甚至是广义上的一般性照护，正逐渐从社会层面或企业层面转移到纯粹的私人领域，成为单纯的个人事务？这一趋势其实在其他领域也可以观察到——“社会保险”这个概念有时不过是资本积累和个人保障的一块遮羞布而已。

那么，个体是否不仅要对健康自负其责，甚至在没有变得健康时，还要为此担责？这当然是一个反问句——答案显然是：不。自我修复并不是一个关于个体归责的问题，即使自我修复没有真正实现或如期待中那样全面实现。我们可以回想鲁道夫·魏尔肖的话：我们拥有这把神奇“武器”——自我调节的能力，在通常情况下，这把武器可以充分保护我们，这就已经足够了。但并不排除它可能会在某些情况下被压垮，或是本身出现问题而失效，而疾病恰恰可能是自我修复能力的边界被突破、面临过度使用的一种表现。我们往往会本能地去寻找错误或损害的责任人（哪怕只是一只替罪羊），但这种反应完全是不恰当的。

当然，如果一个人头发还湿着就跑进冰冷的冬夜，可能会“染上”肺炎（从医学角度来看，其实比大众普遍认为的复杂得多，这里只是顺带提及）。同样，高风险运动可能会导致受伤，吸烟会带来损害，频繁更换性伴侣和不做安全措施的性行为也会引发健康问题。但在这里并不是要去评判某些“愚蠢行为”，或者从道德角度批判那些应受到谴责的行为。毫无疑问，每个人都应该为自己的生活方式和健康承担一定的责任，每个人都是自己健康的第一责任人——但不是唯一责任人，因为遗传因素和那些不受我们控制的环境影响所起的作用实在太大了。

从中可以总结出一条对日常生活的实用建议：充满觉察地生活，但不要过分强求，不要给自己太大压力。我们都知道一些人的例子：他们的生活方式“极其不健康”，却似乎仍然活得不错（从外面看谁又能真正判断呢？或许只有他们的医生或治疗师才行），而且很长寿；也有人把身体和健康视为“神明”来崇拜，却依然长期不满足，甚至由于各种原因患上严重疾病或英年早逝。我想再次强调：这是两回事。这里讲的是“两者兼顾”的状态，关乎下述问题：我们想用自己的人生做什么？个人能做到什么程度？能如何参与其中，旅程朝哪里展开？我们可以在多大程度上有意识地为此付出努力，并主动引导方向？然而，一切都不可能保证万无一失！

积极为您的健康做出贡献，但不要过分强求

在神经科学领域，伦理议题始终持续存在，持续被提及。我们不能随意地窥视人类大脑，比如新生儿的大脑，以期更多了解镜像神经元的工作方式，或更复杂的大脑功能及其发展过程或“结构蓝图”。在研究边界领域时，这里说的不是伦理边界，而是指尚未被探索的、未知的“新大陆”，也就是科研工作试图去发现并理解的部分，这自然也让研究工作变得越来越复杂。但这并不是忽视伦理问题的理由，恰恰相反，正是这些伦理问题确保我们不会变成被优化的“执行机器人”，而始终保持作为人类的本质。

在自我修复的主题中，各种伦理问题会在不同的层面上浮现。为了让成长与发展成为可能，并最终让所有相关方都能从中受益——当然也包括促进他们的健康，创建一个可持续的信任氛围就显得至关重要。要成功建立、维护并保持这样的信任氛围，在某种程度上，人们需要拥有共同价值观，以及具有约束力的道德观念，也就是说，需要有伦理规范以及被广泛接受的行为准则。这些准则并非凭空存在，而必须被切实践行，并通过榜样体现出来。无论是患者、家属，还是医生，能够带来正面示范性作用的个人，都是这个系统中至关重要的力量。否则，正如研究所显示的那样，一旦嫉妒与猜疑蔓延，像集体归属感或心流体验这样的积极效应就会迅速消失。

如果唯有“绩效导向”在社会中占据主导地位，那么就只会给压力的滋生创造空间。本该拥有的自由、自我发展的空间，也就被持续增长的期待压力取而代之。是让沉重的过去、令人窒息的当下如影随形，还是把目光放在积极期待、美好前景和令人向往的未来之上？或者恰恰相反？压力无处不在，最初可能来自外部，但很快就会转化为内心的压力。结果早已众所周知：压力螺旋持续上升，影响到生活中越来越多的方面，更难找到真正的放松空间。因此，建议我们将生活质量建立在所做的事情本身上，而不是放在所得的或某种期望的利益之上。回归自我并不是自私的表现，而是一种真正的自我意识；也是一种接纳，一种有意识的选择，选择放下，放下那些对不断自我优化的执念。所以，请保持批判性思考与建设性态度。做自己就好！

旅行的尾声

您还记得本书的开头吗？当时我的用意是先“打消”您那些“错误”的期待。当我敲下最开始的几行文字时，心里当然清楚，期待、信念和态度对健康会产生怎样的影响。这始终是关于我们心中“内在医生”的一个核心信息，自我修复始于内心深处的想法与想象。

在今天，无法积极、有意识地应对现代世界生活的人们，会面临更高的风险，患上“文明病”。随着本书内容的展开，我们已经详细探讨了慢性压力对身心的影响。但是，一个好消息在于：了解这些知识不应该给我们施加额外的压力——恰恰相反，我们已经学习了许多方法和途径来理解压力，及时识别压力，抵御压力，甚至能够将其转化为积极的力量，比如在“心流”状态中提升自身的幸福感。我们可以创造尽量好的前提条件，来改善和维护自己的健康与满足感。

原则上，有些选择握在每个人手中，认识到这些选择可能性的人就拥有更大的行动空间，有更多“工具”可以运用，也能更加深刻地意识到，自身健康能够依赖的资源其实非常丰富。说到最后，关键并不在于细枝末节的理论问题，而在于信心、开始，以及行动。

我们身体中蕴藏着导向健康的趋势，也可以被理解为对自我修复的需求，甚至是渴望。这是人类的“出厂设置”——可以说我们被“预设”为健康状态，健康即是“使命”之一。这听起来或许有些夸张，但是如果这种观点能激发对健康生活方式的热情，引导我们积极行动，遵循这种预设的“使命”去生活，那么就能更轻松地去完成很多事情。而轻松感，尤其在压力大的时期，是我们应当尽可能去守护和维持的。

每一个被有意识觉察和真正活出的当下，往往都会让我们从中受益——不仅此时此刻如此，对未来也会产生积极影响。而每一个被忽略的时刻都一去不复返。正念（即觉察力）并不是每天 24 小时、一周 7 天都能持续保持的（这一点本身也令人感到轻松）——但换个角度想，正因如此，每一次为正念付出努力都是值得的。关键在于我们前进的方向，或者说是意图。这并不是什么难以理解的魔法，通过积极的放松练习、冥想、规律运动和健康饮食，就已经能够达成许多目标了。哪怕只是一次深深的腹式呼吸或一个简短的正念“微练习”，都是很有意义的点滴贡献。

尽可能多地关闭日常生活中的“自动驾驶模式”，去关注自己的幸福感。维护积极的人际关系，以开放的态度对待他人。尽量摆脱外界压力，进行具体的时间管理，把更多“周末感”融入日常生活之中。设定那些您认为有意义的目标，并且以全身心投入的状态去追求目标。承担责任，积极地关爱自己，其中也包括愿意接受他人的帮助。寻找您信任的医生和治疗师——无论这种信任是基于其专家身份，还是人格认同。最后还要提到非常重要的一点：接纳真实的自己，在自己的身体中“安居”，接纳身体的独特性、感受，以及情绪，这正是身心健康的体现。如果可以，请尽可能地满怀愉悦地去完成！

以更开放包容的心态面向“心身医学”所倡导的整体化医学方向，这个过程虽然步履缓慢，但是已在持续地推进！这不仅是研究方向的微调，而是一场真正的范式转变——就像一艘大型油轮在海上转向，需要时间。但是，每一位保持觉察的、具有能动性的患者的投身参与都会带来改变。这种改变首先会改变个体，同时也会影响到个体所处的社会。

正如开头所说，我希望您能把这本书看作一份邀请函。但最终的选择权握在您手中，您应该选择，也有选择的权利！一起参与进来吧！这正是《人体自我修复密码》想传递的核心信息：相信自己有能力做到！行动起来吧！只需一点点勇气，就足以唤醒内心的热情，充满对积极自我形象的信任。投之以桃，报之以李，这份勇气将会得到健康与满足感的回馈。

无论您决定将哪一部分内容融入到生活中，请尽量有意识地去进行实践。此处，我想再次引用乔恩·卡巴金的一句话：“保持深刻而简单。”换种说法就是：“简单，但要有深度！”不要仅仅为了“做点什么”而去做某件事，让正念来引领行动，不用操之过急。倾听身与心——并信任“内在医生”！这位久居您内心的医生正在期许得到您的信任！

上手小贴士：我的健康处方

为了给自己制订一个尽可能具体的“健康处方”，列一份清单或许会有所帮助，包含您在本书中（或其他地方）遇到的、愿意去养成的健康习惯。例如：

- 留出时间进行内省：每天进行放松反应练习（日常有规律地进行冥想或放松）。
- 每天定期进行短暂的“微放松”。
- 每日“新鲜而美好”的小事：捕捉生活中的“小确幸”时刻，有意识地尝试新体验。
- “豆子练习”：早上在口袋里放一把干豆子，每当遇到值得纪念的“小确幸”瞬间，就将一颗豆子换到另一侧口袋里，晚上总结一天的美好瞬间。
- 用微笑迎接崭新的一天：清晨进入浴室时，对着镜子里的自己微笑。
- 每周至少关爱、善待自己一次，并将善意扩展到其他人身上。
- 规律运动：用简短的瑜伽或拉伸运动开启新的一天，减少或短暂中止久坐；建立运动账户：每天有意识地积累特定的运动量（如步行 50 米到公交站、爬两层楼梯等），达到约 30 分钟（3 000 步）的身体活动；此外，还可以选择一个运动项目进行锻炼。

- 觉察自己摄入的食物：关注食物的成分和质量，避免对自己无益的饮食，限制不健康的饮食；总体上保持饮食/消费的均衡，偶尔有意识地节制，但不要忘记享受美食。
- 关注每时每刻所处的瞬间，活在当下：在日常生活中练习正念，无论在吃饭、走路、做饭、打扫、性行为、交流中，都要用心体验。
- 定期觉察自己的感受，关注情绪在身体上的表现。
- 觉察自发的消极思维或潜意识模式：当感到压力拉响内心警报时，先暂停下来，深呼吸，观察自己的想法和情绪，然后做出决定，判断有哪些可行的应对方式（SARW 技巧）。
- 用书写的方式处理激烈的对话或事件：描述经历、印象和感受，审视已采取的应对方法，并考虑替代方案，在此过程中保持建设性思维，避免陷入消极思维的恶性循环中；每天用固定的时间来记日记，如睡前 10 分钟；写完后让内心有意识地放下、释怀。
- 用笔记录下美好、积极的事件：养成写幸福日记或感恩日记的习惯，每天写下 3～5 件完成得不错、让自己开心或值得去感恩的事情，通过记录和认可来庆祝自己的成就。
- 尽量避免反复消极思考：大多数时候，这些消极的想法源于过去或未来，很少与当下正在发生的事情有关。我们往往可以主动选择走出某段叙事形成的“死胡同”。
- 常常做梦是件好事：定期做（白日）梦也有助于清空大脑的内存，调整内在的方向。做梦，但请不要飘飘然。
- 在与别人交谈时积极倾听可以带来满足感：定期给予他

人全神贯注的关注，也是一种爱自己的行为，有助于让自己回归本心。

- 确保充足的睡眠：日程允许时，午间小憩（例如 20 分钟）也能起到极大的恢复作用。
- 珍惜对自己重要的人，定期与他们共度时光，分享经历，交流感受；维系友谊，甚至建立新的关系；和身边的人不仅分担忧虑，也要分享喜悦：关系、爱与联结是人生的核心，觉察并积极经营自己的人际关系。
- 觉察生活中的小确幸和幽默：虽然有时难以想象，但回头看看，是不是总有些能让你嘴角上扬、充满欢笑的瞬间？
- 全心投入地做事，日常琐事也算在内，这不仅能带来“心流体验”，还能让内心洋溢快乐。
- 创造力、音乐、舞蹈——活在你“内心的小孩”或许渴望定期地表现一下自己，这需要游戏和即兴发挥的机会；动机本质上是一种内心活动，在日常生活中给“自由时间”留白，可谓大有裨益。
- 信仰、意义与灵性：定期探访内在与外在的“心灵与力量之地”，这会让灵感充沛，赋予我们幸福感与满足感。

请制订属于您自己的健康计划。让您内心的“医生”开出一张健康处方吧！就像常规药方一样，建议从您的“正面清单”中选取不超过三种“药物”。您想从哪些方面开始？您设定的“剂量”是多少？何时进行后续“随访”以及下一次“复查”？祝您在这个过程中收获快乐！

致谢

我要衷心感谢我的老师们（其中许多人在本书中都有提及），尤其要感谢我的家人，他们始终如一地为我照亮前路，像一面镜子一样映照我自己，既是监督者，也是现实检验者，每天都带给我无尽的喜悦。感谢我的父母（尤其是我的母亲：一位非凡的女性——最后一位“坚守者”，同时也是我最诚恳的批评者），感谢我的岳父母（感谢你们给予我的一切，尤其是我能娶你们的女儿为妻），当然，此处还必须提到我深爱的兄弟（你总是默默接纳着我，始终在身边支持我）。

我要感谢那些从童年、少年、大学时代一路陪伴至今的朋友们，以及近年来新结识的朋友们 [感恩无数次的促膝长谈——许多朋友成为我学习的榜样、挑战者、陪练者和具有批判精神的同行者；特别感谢凯 · 克拉默（Kai Krahmer）]。

遗憾的是，一些老师、榜样和朋友已经不在人世——但我心中始终怀念，在此特别缅怀，他们至今仍在无形中指引我、启发我、鞭策我。最后，我要感谢我曾经治疗过的患者们——那些批判性的灵魂，过去、现在都不断挑战着我；感谢那些敢言敢行的人们，以及在我们周围处处激发灵感的同行者们！

我要特别感谢埃卡特 · 冯 · 赫希豪森（Eckart von Hirschhausen），感谢他长期以来的支持和同事般的友谊。谁能想到在成年阶段还能收获一位“挚友”呢？我们在工作和生活中彼此分享许多，时而心有灵犀。非常感谢你多年来给予我的所有支持！让我的生活更加丰富多彩！

我要特别感谢乔治·斯蒂法诺（George B. Stefano）——从我们第一次见面起，他就敞开怀抱接纳我进入他的团队，视我为好友，在许多重要决策中总是顾及我的意见，积极地让我融入团队工作。他如此坦率、真诚，既与我分享专业思考，又谈论生活中的点滴。在他的引导之下，我得以从一个新颖的视角去认知神经科学的世界。在这里，乔治也代表着德国及其他国家神经科学领域许多给我带来灵感的同事们。衷心地感谢你们！

同样要感谢斯特凡·格森胡斯（Stefan Gesenhues）、安妮·布雷特霍尔特（Anne Breetholt）、维托里亚·布劳恩（Vittoria Braun），还有汤姆·德尔班科（Tom Delbanco）：你们诠释全科医学的方式，不仅仅停留在言语上，而是身体力行地推进，始终是我心中的典范。你们始终认可我在本书中详细描述的“另一面”，既没有排斥，也没有高位审视，反而积极地提供支持，让我能够坚定地走自己的道路。衷心地感谢你们！

我要向那些投入“财力、物力”支持过我的同仁表达深深的谢意：罗宾·奥斯本（Robin Osborn，英联邦基金会）、贝尔纳黛特·克拉珀（Bernadette Klapper，罗伯特·博世基金会）、亨宁·阿尔布雷希特（Henning Albrecht，卡尔与维罗妮卡·卡斯滕斯基金会），感谢大家幽默风趣的见解，以及对自然疗法和补充医学一贯保有的自我反思与批判精神。同时，也要特别感谢安妮特·克克霍夫（Annette Kerckhoff），无比珍视我们之间多年的深厚友谊。

心身医学的发展离不开众多先驱者的辛勤努力。我衷心感谢古斯塔夫·多博斯（Gustav Dobos）、安娜·保罗（Anna Paul）、尼尔斯·阿尔特纳（Nils Altner）、安德烈亚斯·米哈尔森（Andreas Michalsen）、克里斯·冯·谢特（Chris von Scheidt）、赫伯特·本森（Herbert Benson）、格雷格·弗里奇奥尼（Greg Fricchione）、佩格·贝姆（Peg Baim）、伊娃·塞尔哈布（Eva Selhub）、阿里·多马尔（Ali Domar）、杰夫·杜塞克（Jeff Dusek），以及乔恩·卡巴金（Jon Kabat-Zinn）等专家学者。他们的研究和实践为心身医学奠定了坚实的基础，推动了该领域推陈出新，不断前进。此外，我还要特别感谢拉里·罗森伯格（Larry Rosenberg）和保罗·科特斯（Paul Kohtes）。他们的思想维度和研究工作对我产生了深远的影响，给予了我宝贵的启发和支持。

我要特别感谢约阿希姆·费舍尔（Joachim Fischer），他不仅代表着健康研究领域，并且代表着始终重视自我调节、健康促进和健康本源学概念的同仁们。他们并非默默无闻地进行研究，而是以科学的热情和坚定的信念，为这些理念的重要意义振臂疾呼。多年来，约阿希姆也成为我忠实的朋友——对此我深表感激！

同样，我要感谢在“健康前线”与我并肩作战的同事们：赫尔穆特·希尔德布兰特（Helmut Hildebrandt）、奥利弗·格勒内（Oliver Gröne），以及开拓者们，如金特尔·约尼茨（Günther Jonitz）和埃利斯·胡贝尔（Ellis Huber）。感谢我的“战友”们：格拉尔德·许特尔（Gerald Hüther），感谢你带来的诸多思考启发；哈拉尔德·瓦拉赫（Harald Walach），你总是充满争议、棱角分明，偶尔言语犀利，惊喜和启发却无处不在，你是一位伟大的学者；埃达·戈特沙尔特（Edda Gottschaldt），你心中矗立着一座健康的殿堂，充满动力，略显心急，我们的道路尚未结束，未来可期！

我也要感谢在多个阶段给予我支持和挑战的众多同事，至今我仍与许多人保持着友好合作。特别要提到的是安德烈亚斯·奥厄（Andreas Aue），让我受益良多；还有埃伯哈德·诺弗（Eberhard Nöfer）、尼科·科尔斯（Niko Kohls）和斯特凡妮·泰斯（Stefanie Thees）！

在德国本土的关系网络中，有许多朋友给予我灵感、提出问题（其中一些人是我的好朋友——缘分真是奇妙！），可惜在此无法尽数，只能专门提及其中有代表性的几位，以表达真诚的感谢：斯特凡·施密特（Stefan Schmidt）、马克·维特曼（Marc Wittmann）、布丽塔·赫尔策尔（Britta Hölzel）、乌尔里希·奥特（Ulrich Ott）、约翰-迪兰·海因斯（John-Dylan Haynes）、希尔克·布洛克曼（Hilke Brockmann）、吉娜·舍勒（Gina Schöler）、萨斯基亚·鲁道夫（Saskia Rudolph）、阿曼达·莫克（Amanda Mock）和卡尔海因茨·鲁克里格尔（Karlheinz Ruckriegel）。

最后，我要向扬·冯·博策拉尔（Jan von Boetzelaer）——我个人的“奇迹疗愈者”，表达由衷的诚挚谢意。如果没有您的支持，我能走这么远吗？